ENTZÜNDUNGSHEMMENDE ERNÄHRUNG

Einfach Gesund | Schnelle Rezepte und Lebensführungstipps für dauerhafte Vitalität und ein starkes Immunsystem

Lena J. Richter

INHALTSVERZEICHNIS

Einleitung

Zweck des Buches

Der Zweck dieses Buches ist es, ein tieferes Verständnis für die Bedeutung einer anti-entzündlichen Ernährung zu vermitteln und gleichzeitig praktische Anleitungen und Ratschläge zu liefern, wie man diese Ernährungsweise erfolgreich in den Alltag integrieren kann. Wir leben in einer Zeit, in der chronische Entzündungen eine weit verbreitete gesundheitliche Herausforderung darstellen. Sie werden oft als die Wurzel vieler moderner Krankheiten betrachtet, von Diabetes bis hin zu Herzerkrankungen und sogar Krebs. Doch was genau ist Entzündung und warum ist sie so bedeutsam für unsere Gesundheit?

Entzündung ist eine natürliche Reaktion des Körpers auf Verletzungen oder Infektionen. In ihrer akuten Form ist sie ein wichtiger Bestandteil des Heilungsprozesses, der es dem Körper ermöglicht, beschädigtes Gewebe zu reparieren und Infektionen abzuwehren. Jedoch kann sich Entzündung auch chronisch manifestieren, wenn sie über einen längeren Zeitraum andauert und nicht angemessen kontrolliert wird. In diesem Zustand kann sie zu Gewebeschäden, Organfunktionsstörungen und einer Vielzahl von Gesundheitsproblemen führen.

Die Wissenschaft hat in den letzten Jahren enorme Fortschritte in unserem Verständnis der Entzündung gemacht. Wir verstehen nun, dass sie weit mehr ist als nur eine Reaktion auf äußere Reize. Sie ist ein komplexes Zusammenspiel von biochemischen Prozessen, die das Immunsystem, das Nervensystem und sogar den Stoffwechsel beeinflussen. Entzündung wird nicht nur mit körperlichen Erkrankungen in Verbindung gebracht, sondern auch mit psychischen Problemen wie Depressionen und Angstzuständen.

Die Bedeutung einer anti-entzündlichen Ernährung liegt darin, dass sie direkt auf die zugrunde liegenden Mechanismen der Entzündung abzielt. Indem man Lebensmittel wählt, die entzündungshemmende Eigenschaften haben und gleichzeitig solche vermeidet, die

Entzündungen fördern, kann man dazu beitragen, den Körper im Gleichgewicht zu halten und chronische Entzündungen zu reduzieren. Studien haben gezeigt, dass Menschen, die sich überwiegend von entzündungshemmenden Lebensmitteln ernähren, ein geringeres Risiko für viele der häufigsten Krankheiten unserer Zeit haben.

Eine anti-entzündliche Ernährung ist jedoch keine Einheitslösung für alle. Jeder Mensch ist einzigartig, und verschiedene Faktoren wie Genetik, Lebensstil und Umwelt können beeinflussen, wie sein Körper auf bestimmte Lebensmittel reagiert. Daher ist es wichtig, dass man seine Ernährung individuell anpasst und experimentiert, um herauszufinden, was am besten für einen selbst funktioniert.

In diesem Buch werden wir nicht nur die wissenschaftlichen Grundlagen der Entzündung und ihrer Rolle bei der Gesundheit und Krankheit untersuchen, sondern auch praktische Tipps und Ratschläge geben, wie man eine anti-entzündliche Ernährung in den Alltag integrieren kann. Wir werden Lebensmittel identifizieren, die Entzündungen fördern oder hemmen, und Wege aufzeigen, wie man eine Vielzahl von köstlichen und nahrhaften Mahlzeiten zubereiten kann, die dazu beitragen, den Körper zu unterstützen und die Gesundheit zu fördern.

Die Bedeutung einer entzündungshemmenden Diät

Im direkten Anschluss an die Darlegung des Buchzwecks leiten wir nun zu einem weiteren wesentlichen Aspekt über: die Bedeutung einer entzündungshemmenden Diät. Diese Betrachtung ist von entscheidender Relevanz, da sie den Rahmen absteckt, innerhalb dessen wir die Dringlichkeit und das Potential einer solchen Ernährungsweise verstehen können.

Die entzündungshemmende Diät ist nicht nur eine Antwort auf die wachsende Prävalenz entzündungsbedingter Erkrankungen in der modernen Gesellschaft; sie ist vielmehr ein präventiver und therapeutischer Ansatz, der das Wohl des Einzelnen in den Mittelpunkt stellt. Angesichts des beschleunigten Lebensrhythmus und der zunehmenden Belastungen, denen wir täglich ausgesetzt sind, wird die Notwendigkeit, unseren Körpern Nahrung zu bieten, die heilt und schützt, immer deutlicher.

Die Bedeutung einer entzündungshemmenden Diät ergibt sich nicht nur aus ihrem Potenzial, das Risiko chronischer Erkrankungen zu senken. Es ist auch ihre Fähigkeit, die Lebensqualität zu verbessern, indem sie zu mehr Energie, besserem Schlaf und einer effizienteren körperlichen und geistigen Funktion beiträgt. Diese Ernährungsweise adressiert die Entzündung an ihrer Wurzel, anstatt nur die Symptome zu behandeln, und bietet damit eine nachhaltige Lösung für ein langfristig gesundes Leben.

Der tiefgreifende Einfluss der Ernährung auf unseren Körper und unser Wohlbefinden kann nicht hoch genug eingeschätzt werden. In einer Zeit, in der immer mehr Menschen nach natürlichen Wegen suchen, um ihre Gesundheit zu fördern und Krankheiten vorzubeugen, bietet eine entzündungshemmende Diät eine fundierte, wissenschaftlich untermauerte Methode, dieses Ziel zu erreichen. Durch die Auswahl von Lebensmitteln, die entzündungshemmende Eigenschaften besitzen, und die Vermeidung von solchen, die Entzündungen fördern, kann jeder Einzelne einen aktiven Beitrag zu seiner Gesundheit und seinem Wohlergehen leisten.

Diese Diät ist mehr als eine Sammlung von Ernährungsempfehlungen; sie ist ein Aufruf zum bewussten Umgang mit unserem Körper und unserer Umwelt. Sie ermutigt uns, die Herkunft unserer Nahrung, ihre Bestandteile und ihre Auswirkungen auf unseren Körper tiefergehend zu betrachten. Indem wir lernen, entzündungsfördernde Lebensmittel zu erkennen und zu meiden und stattdessen solche zu wählen, die unsere Gesundheit fördern, nehmen wir eine aktive Rolle in der Gestaltung unseres Gesundheitszustandes und unserer Lebensqualität ein.

Kapitel 1: Entzündungen verstehen

Die Wissenschaft der Entzündung

Entzündungsprozesse sind eine fundamentale Reaktion unseres Körpers, ein uraltes Signalfeuer, das in Zeiten der Not entzündet wird, um uns vor Eindringlingen und Schäden zu schützen. Die Wissenschaft hinter diesen Prozessen offenbart eine faszinierende Welt, in der das Alte mit dem Neuen, die Biologie mit der Chemie, und die Natur mit der Technologie verschmelzen.

Wenn wir uns auf eine Reise in das Herz der Entzündungswissenschaft begeben, betreten wir ein Terrain, das von komplexen biochemischen Reaktionen und zellulären Interaktionen geprägt ist. Diese Reaktionen, so alt wie das Leben selbst, dienen als erste Verteidigungslinie unseres Immunsystems. Sie mobilisieren unsere körpereigenen Kräfte, um Verletzungen zu heilen und Infektionen abzuwehren. Doch was geschieht, wenn diese wohlmeinenden Prozesse fehlgeleitet werden?

Entzündungen können grob in zwei Kategorien eingeteilt werden: akut und chronisch. Akute Entzündungen sind wie das Aufblitzen eines Leuchtfeuers – hell, intensiv, aber vorübergehend. Sie erfüllen ihren Zweck, warnen und schützen, und erlöschen dann, wenn die Gefahr vorüber ist. Ein verstauchter Knöchel, der rot und geschwollen wird, eine Schnittwunde, die heilt – dies sind Beispiele für Entzündungen, die uns dienen, indem sie den Heilungsprozess unterstützen.

Im Kontrast dazu stehen chronische Entzündungen, das heimtückische Glimmen, das nie vollständig erlischt. Es ist ein Feuer, das unter der Oberfläche schwelt, manchmal unbemerkt, über Monate oder Jahre hinweg, und das Potenzial hat, unseren Körper von innen heraus zu schädigen. Diese Form der Entzündung ist verräterisch, weil sie oft ohne die klassischen Symptome einer akuten Entzündung auftritt – ohne Schmerz, ohne sichtbare Rötung oder Schwellung. Doch im Verborgenen ist sie eine treibende Kraft hinter vielen chronischen Erkrankungen, von Herzkrankheiten über Diabetes bis hin zu Alzheimer und zahlreichen Autoimmunerkrankungen.

Die Entzündungswissenschaft sucht Antworten auf die drängendsten Fragen: Wie wird eine hilfreiche Reaktion zu einem schädlichen Prozess? Was kippt die Waage von der Heilung zur Krankheit? Die Antworten auf diese Fragen sind so vielfältig wie das Leben selbst. Sie reichen von genetischen Faktoren über Umwelteinflüsse bis hin zu unserer Ernährung und Lebensweise.

In unserem Streben, die Geheimnisse der Entzündungen zu entschlüsseln, haben wir gelernt, dass unsere Nahrung eine mächtige Rolle spielt. Bestimmte Nahrungsmittel können Entzündungen fördern oder bekämpfen, was uns eine gewisse Kontrolle über die entzündlichen Prozesse in unserem Körper gibt. Die Wahl unserer Nahrung kann somit zu einer Form der Medizin werden, die nicht in Pillenform daherkommt, sondern auf unserem Teller liegt.

Akute vs. chronische Entzündungen

Die Diskussion um Entzündungen führt uns zu einem entscheidenden Unterscheidungspunkt: die Differenzierung zwischen akuter und chronischer Entzündung. Diese Unterscheidung ist fundamental, um die vielschichtige Rolle zu verstehen, die Entzündungen in unserem Körper spielen.

Akute Entzündungen treten als direkte Antwort auf eine Verletzung oder Infektion auf. Sie sind der Ausdruck des Körpers, schnell und effizient auf eine Bedrohung zu reagieren. Stellen Sie sich einen akuten Entzündungsprozess wie den Alarmruf des Körpers vor: Ein Signal wird ausgesendet, weiße Blutkörperchen und andere Immunzellen eilen zur Stelle des Geschehens, um die Bedrohung zu neutralisieren und den Heilungsprozess einzuleiten. Diese Art von Entzündung ist in der Regel durch fünf klassische Anzeichen erkennbar: Rötung, Hitze, Schwellung, Schmerz und eingeschränkte Funktion. Sie ist ein Zeichen eines gut funktionierenden Immunsystems und verschwindet normalerweise, sobald die Bedrohung beseitigt ist.

Im Gegensatz dazu steht die chronische Entzündung, ein Zustand, in dem die Entzündungsreaktion über einen längeren Zeitraum andauert, oft ohne einen offensichtlichen Auslöser. Diese Form der Entzündung kann subtil und leise sein, ohne die deutlichen Symptome einer akuten Entzündung, aber mit potenziell verheerenden Auswirkungen auf die Gesundheit. Chronische Entzündungen sind wie ein nie endender Alarmzustand, der den Körper in eine ständige Defensive zwingt und im Laufe der Zeit Gewebe schädigen kann. Sie werden mit einer Vielzahl von Krankheiten in Verbindung gebracht, darunter Herzkrankheiten, Diabetes, Krebs, Arthritis und neurodegenerative Erkrankungen wie Alzheimer.

Das Verständnis des Unterschieds zwischen diesen beiden Entzündungsformen ist entscheidend, da es uns ermöglicht, die Mechanismen zu erkennen, die zu Krankheiten führen, und Strategien zu entwickeln, um diese Prozesse zu modulieren. Während akute Entzündungen eine notwendige und schützende Funktion erfüllen, ist es die chronische Entzündung, die wir durch Lebensstiländerungen, einschließlich Ernährung, Bewegung und Stressmanagement, angehen müssen.

Die Herausforderung besteht darin, die subtilen Zeichen einer chronischen Entzündung zu erkennen und zu verstehen, dass anhaltende, niedriggradige Entzündungen eine ernsthafte Bedrohung für unsere Gesundheit darstellen können. In diesem Kontext wird die Wahl unserer Nahrung zu einem mächtigen Werkzeug. Durch die Integration entzündungshemmender Lebensmittel in unsere tägliche Ernährung und die Minimierung entzündungsfördernder Nahrungsmittel können wir dazu beitragen, das Gleichgewicht wiederherzustellen und den Grundstein für langfristige Gesundheit und Wohlbefinden zu legen.

Dieses Wissen verleiht uns die Macht, präventiv zu handeln und nicht nur auf Krankheiten zu reagieren, wenn sie auftreten. Es ermutigt zu einem proaktiven Ansatz für die Gesundheit, der auf dem Verständnis basiert, dass die Entscheidungen, die wir heute treffen, einen tiefgreifenden Einfluss auf unser morgiges Wohlbefinden haben.

Die Rolle der Entzündung bei Gesundheit und Krankheit

Die Erörterung der Rolle der Entzündung in Gesundheit und Krankheit führt uns zu einem tieferen Verständnis darüber, wie diese biologischen Prozesse nicht nur für die akute Reaktion auf Verletzungen und Infektionen zentral sind, sondern auch eine Schlüsselrolle bei der Entwicklung und dem Fortschreiten von chronischen Krankheiten spielen. Entzündungen sind ein zweischneidiges Schwert: Sie sind lebensnotwendig für die Heilung und den Schutz des Körpers, können aber, wenn sie fehlgeleitet oder unkontrolliert sind, zu einer Quelle der Zerstörung werden.

Auf zellulärer Ebene ist die Entzündung ein komplexer Vorgang, der von einer Vielzahl von Signalwegen und Molekülen gesteuert wird. Diese Prozesse sind entscheidend für die Initiierung der Heilung, indem sie beschädigtes Gewebe reparieren und vor weiteren Schäden schützen. In einem gesunden System sind diese Reaktionen präzise reguliert, sodass die Entzündung nur so lange aktiv bleibt, wie sie benötigt wird.

Jedoch kann diese fein abgestimmte Balance gestört werden, was zu chronischen Entzündungszuständen führt, die mit zahlreichen langfristigen Gesundheitsproblemen verbunden sind. Chronische Entzündungen agieren oft im Verborgenen, ohne die offensichtlichen Symptome einer akuten Entzündung, was ihre Identifikation und Behandlung erschwert. Über Zeit können sie zur schleichenden Zerstörung von Gewebe führen und sind ein

zentraler Faktor bei der Entwicklung von Krankheiten wie Arteriosklerose, bei der Entzündungsprozesse zu Plaquebildung und Verengung der Arterien führen, was das Risiko für Herzinfarkte und Schlaganfälle erhöht.

Darüber hinaus spielen Entzündungen eine zentrale Rolle bei Autoimmunerkrankungen, bei denen das Immunsystem fälschlicherweise gesundes Körpergewebe angreift, was zu einer Vielzahl von Symptomen und Schädigungen führt. Rheumatoide Arthritis, bei der die Gelenke entzündet sind, und Typ-1-Diabetes, bei dem die insulinproduzierenden Zellen der Bauchspeicheldrüse betroffen sind, sind Beispiele für Krankheiten, bei denen Entzündungen eine Schlüsselrolle spielen.

Das Verständnis der Entzündung und ihrer Auswirkungen auf die Gesundheit ist entscheidend für die Entwicklung von Strategien zur Krankheitsprävention und -management. Durch die Identifizierung von Biomarkern für Entzündungen können Ärzte potenzielle Gesundheitsrisiken frühzeitig erkennen und individuell zugeschnittene Interventionen empfehlen, um das Fortschreiten von Krankheiten zu verhindern oder zu verlangsamen.

Die Forschung zeigt auch, dass Lebensstilfaktoren wie Ernährung, körperliche Aktivität und Stressmanagement einen erheblichen Einfluss auf die Entzündungsprozesse im Körper haben. Eine Ernährung, die reich an entzündungshemmenden Lebensmitteln ist, regelmäßige Bewegung und Techniken zur Stressreduktion können dazu beitragen, das Gleichgewicht wiederherzustellen und Entzündungen zu reduzieren, was das Risiko für chronische Krankheiten senkt und die allgemeine Lebensqualität verbessert.

In diesem Kontext wird deutlich, dass die Rolle der Entzündung in Gesundheit und Krankheit ein zentrales Thema in der modernen Medizin und Gesundheitsforschung ist. Die Entwicklung von Therapien, die gezielt entzündliche Prozesse modulieren, ohne die für die Heilung notwendigen Mechanismen zu beeinträchtigen, stellt eine wichtige Front im Kampf gegen chronische Krankheiten dar. Indem wir die komplexen Wechselwirkungen zwischen Entzündungen, unserer Ernährung und Lebensweise besser verstehen, können wir effektivere Strategien zur Förderung der Gesundheit und Prävention von Krankheiten entwickeln.

Einfluss der Ernährung auf Entzündungen

Die Untersuchung des Einflusses der Ernährung auf Entzündungen öffnet ein weiteres Kapitel im Verständnis der Verbindung zwischen unserem Lebensstil und der Gesundheit. Die Nahrung, die wir zu uns nehmen, spielt eine entscheidende Rolle bei der Modulation entzündlicher Prozesse im Körper. Sie kann entweder als Katalysator für entzündliche Reaktionen fungieren oder als mächtiges Instrument zu deren Eindämmung dienen.

Ernährungswissenschaftler und Gesundheitsexperten betonen zunehmend die Bedeutung entzündungshemmender Lebensmittel, die reich an Antioxidantien, Omega-3-Fettsäuren und Phytonährstoffen sind. Diese Nährstoffe wirken zusammen, um die Produktion entzündungsfördernder Moleküle zu reduzieren und die natürlichen Abwehrmechanismen des Körpers zu stärken. Lebensmittel wie fetter Fisch, Blattgemüse, Olivenöl, Nüsse und Beeren stehen im Mittelpunkt einer entzündungshemmenden Diät und bieten eine Palette an gesundheitsfördernden Eigenschaften.

Im Gegensatz dazu können bestimmte Nahrungsbestandteile und Ernährungsmuster entzündliche Prozesse im Körper fördern. Eine Ernährung, die reich an verarbeiteten Lebensmitteln, raffinierten Kohlenhydraten und Zucker sowie gesättigten und trans-Fetten ist, hat sich als förderlich für die Entwicklung von Entzündungen erwiesen. Solche Ernährungsgewohnheiten tragen zur Dysregulation metabolischer und entzündlicher Pfade bei, was das Risiko für chronische Krankheiten erhöht.

Die Bedeutung einer ausgewogenen und bewussten Ernährung kann daher nicht genug betont werden. Durch die Auswahl von Lebensmitteln, die natürliche entzündungshemmende Eigenschaften besitzen, und die Minimierung des Konsums von entzündungsfördernden Nahrungsmitteln kann jeder Einzelne einen proaktiven Schritt zur Verbesserung seiner Gesundheit und zur Verringerung des Risikos für chronische Entzündungszustände und damit verbundene Krankheiten unternehmen.

Die Forschung in diesem Bereich erweitert kontinuierlich unser Verständnis darüber, wie spezifische Diäten und Ernährungskomponenten die entzündlichen Prozesse beeinflussen. Beispielsweise haben Studien gezeigt, dass die mediterrane Diät, die reich an Früchten, Gemüse, Vollkornprodukten, Hülsenfrüchten, Nüssen und Olivenöl sowie moderatem Fischkonsum ist, mit niedrigeren Entzündungsmarkern und einem reduzierten Risiko für chronische Krankheiten verbunden ist.

Diese Erkenntnisse unterstreichen die Notwendigkeit, Ernährung als integralen Bestandteil der Gesundheitsvorsorge und Krankheitsprävention zu betrachten. Die Implementierung entzündungshemmender Ernährungsprinzipien bietet eine zugängliche und effektive Strategie zur Förderung der Gesundheit und zur Prävention einer Vielzahl von Krankheiten. Es ist eine Einladung, Ernährung nicht nur als Quelle des Genusses, sondern auch als Mittel zur Krankheitsprävention und zur Förderung eines langen, gesunden Lebens zu betrachten.

Lebensmittel und Entzündungen

Nachdem die Bedeutung einer ausgewogenen Ernährung für die Modulation entzündlicher Prozesse im Körper erörtert wurde, wenden wir uns nun spezifisch den Lebensmitteln und deren Einfluss auf Entzündungen zu. Diese Betrachtung ermöglicht es uns, konkrete Ernährungsentscheidungen zu treffen, die entweder zur Reduktion oder zur Vermeidung von Entzündungen beitragen können.

Die Auswahl an Lebensmitteln, die in direktem Zusammenhang mit der Förderung oder Hemmung von Entzündungsprozessen stehen, ist vielfältig und bietet uns ein breites Spektrum an Möglichkeiten, um unsere Ernährung entsprechend anzupassen. Auf der einen Seite gibt es Nahrungsmittel, die als entzündungshemmend bekannt sind und die körpereigenen Abwehrkräfte stärken. Zu diesen gehören beispielsweise:

- **Fetter Fisch**: Reich an Omega-3-Fettsäuren, bekannt für ihre entzündungshemmenden Eigenschaften.

- **Beeren**: Vollgepackt mit Antioxidantien, die freie Radikale neutralisieren und Entzündungen reduzieren können.

- **Grünes Blattgemüse**: Enthält hohe Mengen an Vitaminen und Mineralstoffen, die entzündungshemmende Effekte unterstützen.

- **Nüsse**: Besonders Walnüsse sind reich an Omega-3-Fettsäuren und anderen Nährstoffen, die zur Verringerung von Entzündungen beitragen.

Auf der anderen Seite stehen Lebensmittel, die Entzündungen fördern können. Dazu zählen unter anderem:

- **Verarbeitete und rote Fleischwaren**: Enthalten Substanzen, die im Körper entzündliche Reaktionen hervorrufen können.

- **Raffinierte Kohlenhydrate und Zucker**: Fördern die Freisetzung von entzündungsfördernden Molekülen und können zu Gewichtszunahme und Insulinresistenz beitragen, was wiederum Entzündungen begünstigt.

- **Transfette**: In vielen industriell verarbeiteten Lebensmitteln zu finden, bekannt für ihre entzündungsfördernde Wirkung.

Die wissenschaftliche Forschung liefert stetig neue Erkenntnisse über die Beziehung zwischen spezifischen Nahrungsmitteln und Entzündungen. So zeigen Studien, dass eine Ernährung, die reich an verarbeiteten Lebensmitteln und arm an frischen, naturbelassenen Produkten ist, mit einem erhöhten Entzündungsniveau im Körper korreliert. Im Gegenzug kann eine Diät, die auf Vollwertkost basiert und reich an pflanzlichen Lebensmitteln ist, dazu beitragen, Entzündungsmarker zu reduzieren und das Immunsystem zu stärken.

Die Entscheidung für eine entzündungshemmende Ernährungsweise ist somit ein proaktiver Schritt zur Förderung der eigenen Gesundheit. Indem wir bewusst Lebensmittel wählen, die entzündungshemmende Eigenschaften besitzen, und solche meiden, die Entzündungen fördern, können wir nicht nur unser allgemeines Wohlbefinden verbessern, sondern auch das Risiko für die Entwicklung chronischer Krankheiten senken.

Darauf aufbauend, dass bestimmte Nahrungsmittel die Fähigkeit besitzen, die körperlichen Abwehrmechanismen entweder zu stärken oder zu belasten, rückt nun die Verbindung zwischen Ernährungsgewohnheiten und spezifischen gesundheitlichen Zuständen in den Fokus. Diese Betrachtung erlaubt es uns, tiefer in die Auswirkungen einzutauchen, die unsere täglichen Ernährungsentscheidungen auf das Wohl unseres Körpers haben können.

Es ist mittlerweile gut dokumentiert, dass eine langfristige Anpassung der Ernährung hin zu mehr naturbelassenen und nährstoffreichen Lebensmitteln nicht nur das allgemeine Wohlbefinden steigert, sondern auch einen präventiven Schutz gegenüber einer Reihe von gesundheitlichen Herausforderungen bietet. Spezifische Krankheitsbilder, die mit einer Dysbalance in den körperlichen Reaktionssystemen in Verbindung gebracht werden, umfassen, aber sind nicht beschränkt auf:

- **Herz-Kreislauf-Erkrankungen**: Die Aufnahme von Nahrungsmitteln mit hohem Gehalt an gesättigten Fetten und Transfetten kann zu Ablagerungen in den Blutgefäßen führen, die das Herz belasten.

- **Typ-2-Diabetes**: Eine hohe Zufuhr von raffinierten Kohlenhydraten und Zucker kann zu Insulinresistenz beitragen, einem Schlüsselfaktor in der Entwicklung dieser Stoffwechselerkrankung.

- **Autoimmunerkrankungen**: Bestimmte Ernährungsmuster können das Immunsystem beeinflussen und zu einer Fehlregulation führen, die das Risiko für Autoimmunerkrankungen erhöht.

Der Schlüssel zum Verständnis dieser Verbindungen liegt in der Erkenntnis, dass unsere Ernährung weit mehr ist als die Summe ihrer Teile. Sie ist eine komplexe Interaktion von Nährstoffen, die gemeinsam unseren Körper beeinflussen, seine Reaktionen formen und somit unsere Gesundheit langfristig prägen. Durch die bewusste Integration von Lebensmitteln, die reich an essenziellen Fettsäuren, Antioxidantien und anderen vitalen Nährstoffen sind, kann der Körper besser unterstützt werden, um ein Gleichgewicht zu bewahren und gesundheitlichen Herausforderungen effektiver zu begegnen.

Es wird zunehmend klar, dass die Förderung eines solchen Gleichgewichts durch Ernährung eine tragfähige Strategie darstellt, um nicht nur die Lebensqualität zu verbessern, sondern auch das Auftreten und den Verlauf vieler Krankheiten positiv zu beeinflussen. Die Wahl unserer Nahrungsmittel kann daher als eine Form der "Medizin" betrachtet werden, die zugänglich und wirksam ist, um das Wohlbefinden zu fördern und das Risiko für gesundheitliche Probleme zu minimieren.

In dieser Hinsicht wird deutlich, dass die Entscheidungen, die wir täglich in Bezug auf unsere Ernährung treffen, eine tiefgreifende Auswirkung auf unser gesamtes gesundheitliches Wohl haben. Die Förderung eines Bewusstseins für die Bedeutung dieser Entscheidungen und das Verständnis der Zusammenhänge zwischen Ernährung und gesundheitlichem Ausgang bieten somit einen wesentlichen Ansatzpunkt für präventive Gesundheitsstrategien und ein erfülltes, gesundes Leben.

Kapitel 2: Grundsätze einer entzündungshemmenden Ernährung

Grundlagen der entzündungshemmenden Ernährung

In der heutigen Zeit, in der Gesundheit mehr denn je im Mittelpunkt unseres täglichen Lebens steht, gewinnt das Konzept einer entzündungshemmenden Diät zunehmend an Bedeutung. Diese Ernährungsweise, die darauf abzielt, den Körper zu nähren und gleichzeitig Entzündungen zu minimieren, basiert auf einer tiefen Verständnis der Wechselwirkungen zwischen unserer Nahrungsaufnahme und den körperlichen Reaktionen. Die Grundlagen einer solchen Diät zu verstehen, ist der erste Schritt auf dem Weg zu einem gesünderen Ich.

Die entzündungshemmende Ernährung ist kein vorübergehender Trend, sondern eine Lebensweise, die darauf ausgerichtet ist, das Wohlbefinden zu steigern und das Risiko für zahlreiche Krankheiten zu verringern. Sie fußt auf der Prämisse, dass bestimmte Lebensmittel die Fähigkeit besitzen, entzündliche Prozesse im Körper zu fördern, während andere dazu beitragen können, diese zu reduzieren. Der Schlüssel liegt darin, ein Gleichgewicht zu finden, das den Körper unterstützt und nährt, ohne ihn unnötig zu belasten.

Eines der zentralen Elemente dieser Ernährungsweise ist die Auswahl von Lebensmitteln, die reich an natürlichen Antioxidantien und Phytonährstoffen sind. Diese Substanzen spielen eine entscheidende Rolle bei der Neutralisierung freier Radikale, die Zellschäden und Entzündungen verursachen können. Lebensmittel wie dunkles Blattgemüse, Beeren, Nüsse und Samen, sowie fetter Fisch, der reich an Omega-3-Fettsäuren ist, stehen im Mittelpunkt dieser Ernährungsphilosophie.

Gleichzeitig ist es wichtig, den Konsum von Lebensmitteln zu begrenzen, die als entzündungsfördernd gelten. Dazu zählen insbesondere verarbeitete Lebensmittel, raffinierte Kohlenhydrate und Zucker, sowie gesättigte und trans-Fette, die in vielen industriell hergestellten Produkten zu finden sind. Diese Lebensmittel können die Balance des Körpers stören und zu einer Erhöhung der Entzündungswerte führen.

Die Herausforderung und zugleich die Kunst einer entzündungshemmenden Diät liegt darin, ein tiefes Verständnis für die Wirkung zu entwickeln, die unsere Ernährung auf unseren Körper hat. Es geht nicht darum, einzelne Lebensmittel zu dämonisieren oder zu verherrlichen, sondern um ein bewusstes Bestreben, eine harmonische und nährende Ernährung zu pflegen, die den Körper unterstützt und seine natürliche Fähigkeit zur Selbstheilung fördert.

In der Praxis bedeutet dies, den Fokus auf Vollwertkost zu legen, die so wenig wie möglich verarbeitet wurde. Es geht darum, die Farbpalette der Natur zu umarmen, indem man eine Vielfalt an Früchten und Gemüse in den täglichen Speiseplan integriert. Diese Lebensmittel liefern nicht nur die nötigen Vitamine und Mineralien, sondern auch sekundäre Pflanzenstoffe und Antioxidantien, die für ihre entzündungshemmenden Eigenschaften bekannt sind.

Darüber hinaus ist es von Bedeutung, auf die Qualität der verzehrten Fette zu achten. Während Omega-3-Fettsäuren, wie sie in fettem Fisch, Leinsamen und Walnüssen vorkommen, eine entzündungshemmende Wirkung haben, können Omega-6-Fettsäuren, die in vielen pflanzlichen Ölen reichlich vorhanden sind, bei übermäßigem Verzehr pro-entzündliche Effekte haben. Das Ziel ist ein ausgewogenes Verhältnis dieser Fettsäuren, um die körperlichen Funktionen zu optimieren und Entzündungen zu minimieren.

Ein weiterer wesentlicher Aspekt ist die Integration von fermentierten Lebensmitteln wie Joghurt, Kefir, Sauerkraut und Kimchi in die Ernährung. Diese Nahrungsmittel sind reich an probiotischen Bakterien, die die Darmgesundheit fördern und eine wichtige Rolle bei der Regulierung des Immunsystems spielen. Ein gesunder Darm ist eng mit einem starken Immunsystem und einem reduzierten Entzündungsrisiko verbunden.

Zu begrüßende und zu vermeidende Lebensmittel

Nachdem die Grundpfeiler einer entzündungshemmenden Ernährung beleuchtet wurden, gilt es nun, einen präzisen Blick auf die Lebensmittel zu werfen, die wir in unseren Speiseplan integrieren sollten und jene, die es zu meiden gilt. Diese Differenzierung ermöglicht es uns, die theoretischen Grundlagen in praktische, alltagstaugliche Entscheidungen umzusetzen.

Ein wesentlicher Aspekt der entzündungshemmenden Ernährung ist die bewusste Auswahl von Nahrungsmitteln, die den Körper nähren und unterstützen, ohne ihn unnötigen Belastungen auszusetzen. Dazu gehört die Favorisierung von Lebensmitteln, die reich an Nährstoffen, Antioxidantien und anderen entzündungshemmenden Verbindungen sind. Gleichzeitig ist es entscheidend, jene Nahrungsmittel zu identifizieren und zu reduzieren, die entzündliche Prozesse im Körper begünstigen können.

Zu bevorzugende Nahrungsmittel umfassen eine Vielfalt an Früchten und Gemüse, Vollkornprodukten, Hülsenfrüchten, Nüssen und Samen sowie qualitativ hochwertige Proteine, insbesondere aus pflanzlichen Quellen und fettem Fisch. Diese Lebensmittel sind nicht nur reich an lebenswichtigen Nährstoffen, sondern bieten auch eine Fülle an sekundären Pflanzenstoffen und essenziellen Fettsäuren, die zur Unterstützung der körperlichen Gesundheit und zur Reduzierung von Entzündungen beitragen.

Zu meidende Nahrungsmittel hingegen sind jene, die reich an verarbeiteten Zutaten, künstlichen Zusatzstoffen, raffinierten Kohlenhydraten und Zucker sowie gesättigten und trans-Fetten sind. Diese können den Körper belasten und zu einer Erhöhung entzündlicher Marker beitragen. Verarbeitete Lebensmittel, Fast Food und Süßwaren stehen hierbei besonders im Fokus und sollten zugunsten von naturbelassenen, nährstoffreichen Alternativen vermieden werden.

Die Umsetzung dieser Ernährungsprinzipien erfordert ein gewisses Maß an Achtsamkeit und die Bereitschaft, etablierte Essgewohnheiten zu hinterfragen und anzupassen. Es geht nicht darum, perfekt zu sein oder sich selbst strenge Restriktionen aufzuerlegen, sondern vielmehr darum, eine ausgewogene und nährende Ernährung zu finden, die den individuellen Bedürfnissen und Vorlieben entspricht.

Lesen und Verstehen von Lebensmitteletiketten

Das bewusste Lesen und Verstehen von Lebensmitteletiketten ist eine wesentliche Fähigkeit, um eine entzündungshemmende Ernährung erfolgreich umzusetzen. In einer Welt, in der Lebensmittel zunehmend verarbeitet und mit einer Vielzahl von Zusatzstoffen versehen werden, ist es von größter Bedeutung, sich der Inhaltsstoffe und deren potenziellen Einflusses auf unsere Gesundheit bewusst zu sein. Dieses Wissen befähigt uns, informierte Entscheidungen zu treffen, die nicht nur unsere Ernährung, sondern auch unser allgemeines Wohlbefinden positiv beeinflussen.

Lebensmitteletiketten bieten einen Einblick in die Zusammensetzung der Nahrungsmittel, die wir täglich konsumieren. Sie enthalten Informationen über Nährwerte, Inhaltsstoffe, Allergene und manchmal auch über die Herkunft der Zutaten. Um diese Informationen effektiv nutzen zu können, ist es entscheidend, die Bedeutung der verschiedenen Angaben zu verstehen und zu wissen, auf welche Details besonders zu achten ist.

Ein zentraler Bestandteil von Lebensmitteletiketten ist die Nährwerttabelle. Sie gibt Auskunft über Kaloriengehalt, Makro- und Mikronährstoffe wie Proteine, Fette, Kohlenhydrate, Vitamine und Mineralien. Für eine entzündungshemmende Ernährung ist es besonders wichtig, auf den Gehalt an gesättigten Fetten, Transfetten und Zuckern zu achten, da diese Nährstoffe bei übermäßigem Verzehr Entzündungsprozesse im Körper fördern können. Gleichzeitig sollten Lebensmittel bevorzugt werden, die reich an Ballaststoffen, Omega-3-Fettsäuren und essentiellen Nährstoffen sind, da sie unterstützende Eigenschaften haben.

Neben den Nährwerten ist die Liste der Zutaten von großer Bedeutung. Sie gibt Aufschluss darüber, was genau in einem Lebensmittel enthalten ist, und die Reihenfolge der Aufzählung spiegelt die Menge der jeweiligen Zutat wider. Inhaltsstoffe, die am Anfang der Liste stehen, machen einen größeren Anteil des Produktes aus als jene, die am Ende aufgeführt sind. Diese Information ist besonders wertvoll, wenn es darum geht, Lebensmittel mit hohem Gehalt an entzündungsfördernden Zutaten wie Zucker, raffinierten Kohlenhydraten oder ungesunden Fetten zu identifizieren und zu meiden.

Darüber hinaus enthalten Lebensmitteletiketten oft Angaben zu Zusatzstoffen wie Konservierungsmitteln, Farbstoffen, Geschmacksverstärkern und Emulgatoren. Einige dieser Zusatzstoffe können bei empfindlichen Personen Unverträglichkeiten oder negative Reaktionen auslösen und potenziell entzündliche Prozesse im Körper beeinflussen. Ein informierter Verbraucher kann durch sorgfältiges Lesen der Etiketten solche Zusatzstoffe erkennen und Produkte wählen, die frei von unnötigen Chemikalien sind.

Die Fähigkeit, Lebensmitteletiketten korrekt zu lesen und zu interpretieren, ist somit ein entscheidender Schritt auf dem Weg zu einer gesunden, entzündungshemmenden Ernährung. Sie ermöglicht es uns, die Kontrolle über unsere Nahrungsaufnahme zu übernehmen und bewusste Entscheidungen zu treffen, die unsere Gesundheit fördern. Durch die Wahl von Lebensmitteln, die natürliche, nährstoffreiche Zutaten enthalten und arm an entzündungsfördernden Substanzen sind, können wir unseren Körper unterstützen und zu unserem Wohlbefinden beitragen.

Die Praxis des Lesens von Lebensmitteletiketten sollte jedoch nicht als mühsame Aufgabe, sondern als Teil eines bewussten Lebensstils angesehen werden. Es ist eine Gelegenheit, mehr über die Nahrung zu erfahren, die wir zu uns nehmen, und eine Verbindung zu den Lebensmitteln herzustellen, die uns nähren. Indem wir diese Fähigkeit kultivieren, stärken wir nicht nur unsere Gesundheit, sondern auch unser Verständnis für die Bedeutung einer ausgewogenen und achtsamen Ernährung.

Tipps für die Auswahl von entzündungshemmenden Lebensmitteln

Angesichts der Bedeutung, die dem Lesen und Verstehen von Lebensmitteletiketten zukommt, ergibt sich nun die Notwendigkeit, praxisorientierte Ratschläge zu formulieren, wie man entzündungshemmende Lebensmittel gezielt auswählt. Diese Fähigkeit ist entscheidend, um die Prinzipien einer entzündungshemmenden Diät im Alltag umzusetzen und Lebensmittel zu identifizieren, die unser Wohlbefinden fördern.

Die Auswahl entzündungshemmender Lebensmittel basiert auf einem fundierten Verständnis dafür, welche Nährstoffe und Inhaltsstoffe die körperlichen Abwehrmechanismen unterstützen und welche sie belasten können. Es geht darum, Lebensmittel zu bevorzugen, die reich an Antioxidantien, Omega-3-Fettsäuren und Phytonährstoffen sind, und solche zu meiden, die entzündungsfördernde Eigenschaften aufweisen.

Ein wesentlicher Aspekt bei der Auswahl von Lebensmitteln ist die Betonung von Frische und Qualität. Natürliche, unverarbeitete Lebensmittel wie frisches Obst und Gemüse, Vollkörner, Hülsenfrüchte, Nüsse, Samen und qualitativ hochwertige Proteine sollten die Basis der Ernährung bilden. Diese Lebensmittel liefern nicht nur essentielle Nährstoffe, sondern auch eine

Vielzahl von sekundären Pflanzenstoffen, die synergetisch wirken, um die Gesundheit zu fördern und Entzündungen zu minimieren.

Bei der Auswahl von Fetten sollte der Fokus auf Quellen von ungesättigten Fettsäuren liegen, wie sie in Olivenöl, Avocados, Nüssen und fettem Fisch vorkommen. Diese Fette sind nicht nur wichtig für die Aufrechterhaltung der Zellgesundheit, sondern haben auch gezeigt, dass sie entzündungshemmende Effekte besitzen. Im Gegensatz dazu sollten Lebensmittel, die reich an gesättigten Fetten und Transfetten sind, nur in Maßen konsumiert werden, da sie das Risiko für Entzündungen erhöhen können.

Zucker und raffinierte Kohlenhydrate sind weitere Nahrungskomponenten, deren Konsum bewusst begrenzt werden sollte. Diese können schnelle Blutzuckerschwankungen verursachen und zur Entwicklung von Entzündungen beitragen. Stattdessen ist es ratsam, komplexe Kohlenhydrate aus Vollkornprodukten, Gemüse und Früchten zu wählen, die eine langsamere Freisetzung von Zucker ins Blut bewirken und den Körper mit langanhaltender Energie versorgen.

Die Bedeutung von Kräutern und Gewürzen in einer entzündungshemmenden Diät darf nicht unterschätzt werden. Viele Gewürze, darunter Kurkuma, Ingwer, Knoblauch und Zimt, besitzen natürliche entzündungshemmende Eigenschaften. Ihre regelmäßige Integration in die Ernährung kann nicht nur den Geschmack der Speisen bereichern, sondern auch das gesundheitliche Wohlbefinden fördern.

Schließlich ist es wichtig, auf den eigenen Körper zu hören und zu beobachten, wie er auf bestimmte Lebensmittel reagiert. Eine individuelle Sensibilität oder Unverträglichkeit kann auch bei grundsätzlich als gesund geltenden Lebensmitteln zu Entzündungsreaktionen führen. Ein achtsamer Umgang mit der eigenen Ernährung und gegebenenfalls eine Anpassung der Lebensmittelauswahl sind daher unerlässlich.

Kapitel 3: Planung Ihrer entzündungshemmenden Ernährung

Vorbereitungen für den Erfolg

Die Umstellung auf eine entzündungshemmende Diät ist mehr als nur eine kurzfristige Anpassung der Essgewohnheiten; es ist eine Lebensstiländerung, die Vorbereitung, Hingabe und eine positive Einstellung erfordert. Der Schlüssel zum Erfolg liegt nicht allein in der Auswahl der richtigen Lebensmittel, sondern auch in der Art und Weise, wie wir unsere Umgebung – insbesondere unsere Küche und Speisekammer – organisieren und wie wir die Planung und Vorbereitung unserer Mahlzeiten angehen.

Die Transformation der Küche und der Speisekammer ist ein grundlegender Schritt, um eine unterstützende Umgebung für eine entzündungshemmende Diät zu schaffen. Dies beginnt mit einer Bestandsaufnahme der vorhandenen Lebensmittel. Produkte, die reich an gesättigten Fetten, Transfetten, raffinierten Zuckern und verarbeiteten Zutaten sind, sollten identifiziert und durch gesündere Alternativen ersetzt werden. Der Fokus sollte auf frischen, unverarbeiteten Lebensmitteln liegen, wie Gemüse, Früchten, Vollkörnern, Hülsenfrüchten, Nüssen, Samen und hochwertigen Proteinen. Die Verfügbarkeit dieser nährstoffreichen Lebensmittel in der Küche erleichtert die Umsetzung der Diät im Alltag erheblich.

Neben der Auswahl der Lebensmittel spielt auch die **Strategie der Mahlzeitenplanung und -vorbereitung** eine entscheidende Rolle. Das Planen der Mahlzeiten im Voraus hilft, Last-Minute-Entscheidungen zu vermeiden, die oft zu weniger gesunden Optionen führen. Es ermöglicht eine durchdachte Zusammenstellung der Mahlzeiten, die sicherstellt, dass alle notwendigen Nährstoffe im richtigen Gleichgewicht stehen. Die Vorbereitung von Mahlzeiten kann zeitsparend sein und bietet die Möglichkeit, auch in einem engen Zeitplan eine gesunde Ernährung beizubehalten.

Ein wichtiger Aspekt der Mahlzeitenvorbereitung ist es, Flexibilität zu bewahren und gleichzeitig Kreativität in der Küche zu fördern. Das Experimentieren mit neuen Rezepten und Zutaten kann die Diät abwechslungsreich und genussvoll gestalten. Es ist auch eine Gelegenheit, mehr über die ernährungsphysiologischen Vorteile verschiedener Lebensmittel zu lernen und wie diese zur Reduzierung von Entzündungen beitragen können.

Die Vorbereitung auf den Erfolg in einer entzündungshemmenden Diät erfordert zudem ein gewisses Maß an Selbstreflexion und das Setzen realistischer Ziele. Der Übergang zu einer entzündungshemmenden Ernährungsweise ist ein Prozess, der Zeit und Geduld erfordert. Es ist wichtig, sich selbst gegenüber nachsichtig zu sein und zu erkennen, dass kleine Rückschritte Teil der Reise sind. Die Festlegung erreichbarer Ziele und die Feier jeder erreichten Etappe können eine Quelle der Motivation sein und dazu beitragen, langfristig am Ball zu bleiben.

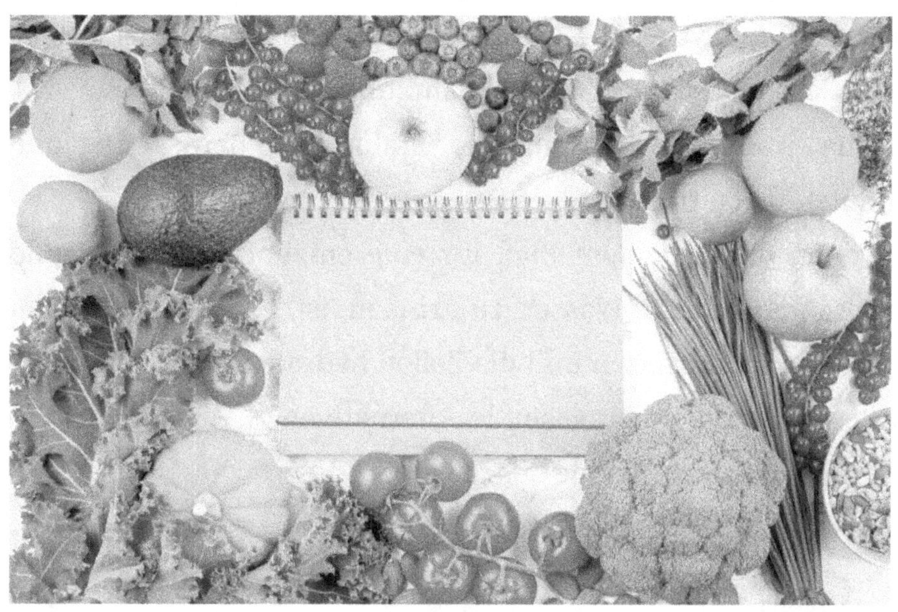

Strategien für die Planung und Zubereitung von Mahlzeiten

Bei der Umstellung auf eine entzündungshemmende Diät ist die sorgfältige Planung und Vorbereitung von Mahlzeiten ein wesentlicher Baustein für den langfristigen Erfolg. Nachdem die Küche und Speisekammer mit den richtigen Zutaten ausgestattet sind, geht es darum, effektive Strategien für die Mahlzeitenplanung zu entwickeln, die nicht nur gesundheitliche Vorteile bieten, sondern auch in den Alltag integrierbar sind.

Eine effiziente Mahlzeitenplanung beginnt mit dem Bewusstsein für die Vielfalt der Nahrungsmittel, die entzündungshemmende Eigenschaften besitzen, und der Fähigkeit, diese in ausgewogene Mahlzeiten umzusetzen. Dies erfordert eine gewisse Kreativität und Flexibilität, um die Ernährung abwechslungsreich und ansprechend zu gestalten. Ein Wochenplan für Mahlzeiten kann hierbei ein nützliches Werkzeug sein. Er ermöglicht es, Einkäufe gezielt nach den benötigten Zutaten auszurichten und Zeit für die Vorbereitung einzuplanen. Zudem kann durch vorausschauende Planung sichergestellt werden, dass alle Mahlzeiten des Tages ausgewogen sind und die erforderlichen Nährstoffe liefern.

Die Vorbereitung der Mahlzeiten, oft auch als Meal-Prepping bekannt, ist eine weitere Strategie, um eine gesunde Ernährung im hektischen Alltag umzusetzen. Indem Mahlzeiten oder Mahlzeitenkomponenten im Voraus zubereitet und portioniert werden, kann wertvolle Zeit gespart und der Griff zu weniger gesunden Alternativen vermieden werden. Dies kann besonders bei der Zubereitung von Mittagessen für die Arbeit oder Schule hilfreich sein, da es die Kontrolle über die Inhaltsstoffe und Portionsgrößen ermöglicht.

Darüber hinaus ist es wichtig, bei der Mahlzeitenplanung und -vorbereitung auf die saisonale Verfügbarkeit von Obst und Gemüse zu achten. Saisonale Lebensmittel bieten nicht nur geschmackliche Vorteile, sondern sind oft auch nährstoffreicher und günstiger. Das Einbeziehen von frischen, saisonalen Produkten kann die Mahlzeiten bereichern und zur Vielfalt der aufgenommenen Nährstoffe beitragen.

Die Rolle der Hydration darf in einem Plan für eine entzündungshemmende Ernährung nicht unterschätzt werden. Ausreichend Wasser zu trinken ist essentiell, um den Körper bei der natürlichen Entgiftung zu unterstützen und die Zellen hydratisiert zu halten. Kräutertees und mit Früchten infundiertes Wasser können gesunde Alternativen zu zuckerhaltigen Getränken bieten und gleichzeitig zur Flüssigkeitsaufnahme beitragen.

Das Gleichgewicht der Makronährstoffe

Nachdem die Vorbereitungen getroffen und Strategien für die Mahlzeitenplanung etabliert wurden, rückt nun die Bedeutung des Ausbalancierens der Makronährstoffe – Proteine, Fette und Kohlenhydrate – in den Vordergrund. Dieser Schritt ist entscheidend, um die positiven Effekte einer entzündungshemmenden Diät voll auszuschöpfen. Ein ausgewogenes Verhältnis dieser Nährstoffe ist nicht nur für die Energieversorgung und das Sättigungsgefühl wichtig, sondern spielt auch eine zentrale Rolle bei der Modulation von Entzündungsprozessen im Körper.

Proteine sind essenzielle Bausteine für den Körper, die bei der Reparatur und dem Aufbau von Gewebe eine Rolle spielen und das Immunsystem unterstützen. Bei einer entzündungshemmenden Diät sollte der Fokus auf hochwertigen Proteinquellen liegen, wie sie in magerem Fleisch, Fisch, Hülsenfrüchten und Nüssen zu finden sind. Besonders fetter Fisch, der reich an Omega-3-Fettsäuren ist, wird für seine entzündungshemmenden Eigenschaften geschätzt.

Fette waren lange Zeit Gegenstand von Ernährungsdebatten, doch die Forschung hat gezeigt, dass die Qualität der Fette von entscheidender Bedeutung ist. Ungesättigte Fette, insbesondere Omega-3-Fettsäuren aus Fisch, Nüssen und bestimmten Pflanzenölen, sind für ihre Fähigkeit bekannt, entzündungsfördernde Prozesse zu minimieren. Im Gegensatz dazu sollten gesättigte Fette und Transfette, die Entzündungen fördern können, in der Ernährung reduziert werden.

Kohlenhydrate liefern den Großteil der Energie für den Körper, doch die Auswahl der richtigen Kohlenhydratquellen ist entscheidend. Komplexe Kohlenhydrate, die in Vollkornprodukten, Gemüse und Obst gefunden werden, bieten eine langsame und stetige Freisetzung von Energie und sind reich an Ballaststoffen, die die Darmgesundheit fördern und zur Kontrolle von Entzündungen beitragen können. Einfache Kohlenhydrate, insbesondere jene aus verarbeiteten Lebensmitteln und zugesetztem Zucker, sollten hingegen minimiert werden.

Die Kunst, Makronährstoffe auszubalancieren, erfordert ein gewisses Maß an Wissen und Bewusstsein über die Eigenschaften und Wirkungen der verschiedenen Nahrungsmittel. Es geht nicht nur darum, die richtige Menge jedes Makronährstoffs zu konsumieren, sondern auch die Nahrungsmittel zu wählen, die synergistisch wirken, um Entzündungen zu reduzieren und die Gesundheit zu fördern. Eine ausgewogene Zufuhr von Makronährstoffen unterstützt nicht nur die körperliche Gesundheit, sondern trägt auch zum allgemeinen Wohlbefinden bei.

In diesem Zusammenhang spielt die individuelle Anpassung eine wichtige Rolle. Jeder Körper reagiert unterschiedlich auf bestimmte Nahrungsmittel und Makronährstoffverhältnisse. Ein Prozess des Ausprobierens und der Feinabstimmung kann notwendig sein, um die optimale Balance für den eigenen Körper und Lebensstil zu finden. Die Integration von regelmäßiger Bewegung und ausreichendem Wassertrinken ergänzt die Ernährungsumstellung und maximiert ihre positiven Effekte auf die Gesundheit.

Die Ausrichtung auf eine ausgewogene Zufuhr von Makronährstoffen ist somit ein zentraler Aspekt bei der Planung einer entzündungshemmenden Diät. Sie erfordert eine bewusste Auswahl und Kombination von Lebensmitteln, die nicht nur den Körper nähren, sondern auch dazu beitragen, ein optimales Gesundheitsniveau zu erreichen und zu erhalten. Durch das Verständnis und die Anwendung dieser Prinzipien kann jeder Einzelne einen wesentlichen Beitrag zur Prävention und Kontrolle von Entzündungsprozessen leisten und so sein Wohlbefinden nachhaltig verbessern.

Die Rolle von Eiweiß, Fett und Kohlenhydraten

Das ausgewogene Verhältnis von Proteinen, Fetten und Kohlenhydraten zu finden, ist essentiell für jede Ernährungsweise, besonders jedoch für eine, die auf die Minimierung entzündlicher Prozesse im Körper abzielt. Im Detail zu betrachten, wie jedes dieser Makronährstoffe funktioniert und wie sie gemeinsam zur Gesundheit beitragen können, offenbart die Komplexität und die Schönheit einer gut abgestimmten Diät.

Proteine spielen eine zentrale Rolle in der entzündungshemmenden Ernährung, da sie nicht nur als Bausteine für Muskeln und Gewebe dienen, sondern auch für die Bildung von Antikörpern wesentlich sind, die das Immunsystem stärken. Hochwertige Proteinquellen wie mageres Fleisch, Fisch, Hülsenfrüchte und Nüsse liefern essentielle Aminosäuren, die der Körper benötigt, um zu funktionieren und sich zu regenerieren. Insbesondere die Omega-3-Fettsäuren in fettem Fisch wie Lachs, Makrele und Sardinen sind bekannt für ihre entzündungshemmenden Eigenschaften und sollten regelmäßig in die Ernährung integriert werden.

Fette sind ebenfalls ein wichtiger Bestandteil einer entzündungshemmenden Ernährung, wobei hier besonders ungesättigte Fette im Fokus stehen. Omega-3-Fettsäuren, die in Fisch, Leinsamen, Chiasamen und Walnüssen zu finden sind, sowie einfach ungesättigte Fette in Olivenöl und Avocados, unterstützen die kardiovaskuläre Gesundheit und wirken entzündungshemmend. Es ist entscheidend, ein gesundes Gleichgewicht zwischen Omega-3- und Omega-6-Fettsäuren zu wahren, da ein Übermaß an Omega-6-Fetten, die in vielen pflanzlichen Ölen vorkommen, entzündliche Prozesse im Körper fördern kann.

Kohlenhydrate bilden die dritte Säule der Makronährstoffe und sind die Hauptenergiequelle des Körpers. Komplexe Kohlenhydrate, die in Vollkornprodukten, Gemüse, Früchten und Hülsenfrüchten gefunden werden, sind reich an Ballaststoffen, Vitaminen und Mineralien. Sie fördern eine gesunde Verdauung, stabilisieren den Blutzuckerspiegel und können entzündungshemmende Effekte haben. Im Gegensatz dazu können einfache Kohlenhydrate, wie sie in verarbeiteten Lebensmitteln und zugesetztem Zucker vorkommen, Entzündungen fördern und sollten daher minimiert werden.

Die Herausforderung bei der Gestaltung einer entzündungshemmenden Ernährung liegt darin, diese Makronährstoffe so zu kombinieren, dass sie nicht nur die körperliche Gesundheit fördern, sondern auch die individuellen Bedürfnisse und Vorlieben berücksichtigen. Eine ausgewogene Zufuhr dieser Nährstoffe unterstützt den Körper dabei, optimal zu funktionieren, fördert die Regeneration und kann helfen, chronischen Entzündungen entgegenzuwirken.

Eine sorgfältige Planung und das Bewusstsein für die Qualität und die Quellen der Makronährstoffe sind entscheidend, um deren positive Wirkung auf die Gesundheit zu maximieren. Durch die Auswahl von nährstoffreichen Lebensmitteln und die Berücksichtigung ihres Beitrags zur entzündungshemmenden Ernährung kann ein starkes Fundament für langfristige Gesundheit und Wohlbefinden gelegt werden. Es geht nicht nur darum, bestimmte Lebensmittel zu essen oder zu meiden, sondern um ein umfassendes Verständnis dafür, wie Ernährung den Körper und sein Entzündungsgeschehen beeinflusst.

Kapitel 4: Entzündungshemmende Rezepte

Frühstück

1. Avocado-Toast mit pochiertem Ei

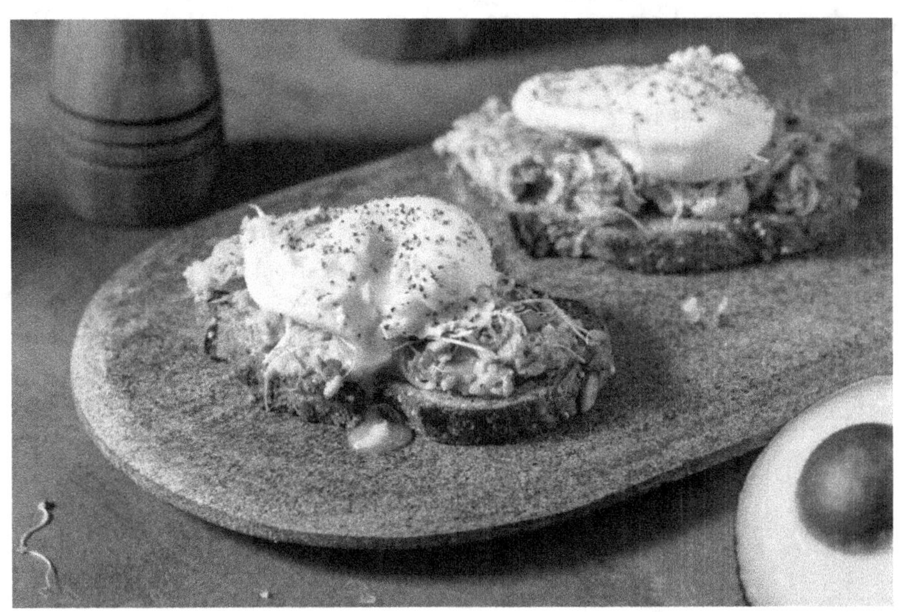

Zubereitungszeit: 10 Minuten | **Kochzeit:** 5 Minuten | **Portionen:** 1

Zutaten:

- 1 reife Avocado
- 2 Scheiben Vollkornbrot
- 1 frisches Ei
- 1 TL Weißweinessig
- Salz und schwarzer Pfeffer, nach Geschmack
- Chili-Flocken, optional
- Frische Kräuter (z.B. Koriander oder Petersilie), als Garnitur

Zubereitung:

1. Das Vollkornbrot toasten, bis es knusprig ist.
2. Während das Brot toastet, einen Topf mit Wasser zum Kochen bringen. Den Weißweinessig hinzufügen. Das Wasser sollte leicht simmern, nicht kochen.

3. Das Ei aufschlagen und vorsichtig in eine kleine Schale geben. Das Ei dann vorsichtig in das simmernde Wasser gleiten lassen. Für etwa 3–4 Minuten pochieren, bis das Eiweiß fest ist, aber das Eigelb noch flüssig.

4. Die Avocado halbieren, den Kern entfernen und das Fruchtfleisch mit einem Löffel aus der Schale heben. Das Avocadofleisch mit einer Gabel zerdrücken und mit Salz und Pfeffer abschmecken.

5. Die Avocadomischung auf den getoasteten Brotscheiben verteilen.

6. Das pochierte Ei vorsichtig mit einem Schaumlöffel aus dem Wasser heben, abtropfen lassen und auf den Avocado-Toast setzen.

7. Mit Salz, Pfeffer, Chili-Flocken und frischen Kräutern garnieren.

Nährwerte (pro Portion):

- Kalorien: 350 kcal
- Fett: 24 g
- Kohlenhydrate: 29 g
- Eiweiß: 13 g

2. Quinoa-Frühstücksbowl mit Beeren

Zubereitungszeit: 15 Minuten | **Kochzeit:** 20 Minuten | **Portionen:** 2

Zutaten:

- 100 g Quinoa
- 250 ml Mandelmilch
- 1 TL Vanilleextrakt
- 1 Prise Zimt
- 100 g gemischte Beeren (z.B. Blaubeeren, Erdbeeren, Himbeeren)
- 1 EL Chiasamen
- Optional: Ahornsirup oder Honig zum Süßen
- Gehackte Nüsse und frische Minze zur Garnitur

Zubereitung:

1. Quinoa unter fließendem Wasser gründlich spülen. In einem Topf mit der Mandelmilch zum Kochen bringen, Vanilleextrakt und Zimt hinzufügen.

2. Hitze reduzieren und etwa 15 Minuten köcheln lassen, bis die Quinoa weich ist und die Flüssigkeit fast vollständig absorbiert hat.

3. In der Zwischenzeit die Beeren waschen und bei Bedarf klein schneiden.

4. Die gekochte Quinoa in Schüsseln verteilen, mit Beeren und Chiasamen bestreuen.

5. Mit Ahornsirup oder Honig nach Geschmack süßen und mit gehackten Nüssen sowie frischer Minze garnieren.

Nährwerte (pro Portion):

- Kalorien: ca. 300 kcal
- Fett: 9 g
- Kohlenhydrate: 45 g
- Eiweiß: 10 g

3. Lachs-Avocado-Rührei

Zubereitungszeit: 10 Minuten | **Kochzeit:** 5 Minuten | **Portionen:** 2

Zutaten:

- 4 Eier
- 100 g geräucherter Lachs, in Streifen geschnitten
- 1 reife Avocado, gewürfelt
- 1 EL Olivenöl
- Salz und Pfeffer nach Geschmack
- Einige Zweige frischer Dill zur Garnierung

Zubereitung:

1. Eier in einer Schüssel aufschlagen und leicht verquirlen. Mit Salz und Pfeffer würzen.

2. Olivenöl in einer Pfanne bei mittlerer Hitze erhitzen. Die verquirlten Eier hinzufügen und langsam stocken lassen.

3. Kurz bevor die Eier vollständig gestockt sind, den geräucherten Lachs und die gewürfelte Avocado unterheben.

4. Das Rührei vom Herd nehmen, solange es noch leicht feucht ist, um Überkochen zu vermeiden.

5. Auf Tellern anrichten und mit frischem Dill garnieren.

Nährwerte (pro Portion):

- Kalorien: 350 kcal
- Fett: 25 g
- Kohlenhydrate: 4 g
- Protein: 25 g

Zubereitungszeit: 5 Minuten | **Kochzeit:** 15 Minuten | **Portionen:** 2

Zutaten:

- 100 g Haferflocken
- 500 ml Mandelmilch
- 2 EL Chia-Samen
- 1 großer Apfel, gewürfelt
- 1 TL Zimt
- Honig oder Ahornsirup nach Geschmack

Zubereitung:

1. Haferflocken und Mandelmilch in einem Topf zum Kochen bringen.
2. Chia-Samen, Apfelwürfel und Zimt hinzufügen, umrühren.
3. Bei niedriger Hitze köcheln lassen, bis die Haferflocken weich sind und die Mischung eingedickt ist.
4. Mit Honig oder Ahornsirup süßen und servieren.

Nährwerte (pro Portion):

- Kalorien: ca. 300 kcal
- Fett: 9 g
- Kohlenhydrate: 45 g
- Protein: 10 g

5. Veganer Smoothie mit Spinat und Mango

Zubereitungszeit: 5 Minuten | **Kochzeit:** 0 Minuten | **Portionen:** 1

Zutaten:

- 1 Handvoll frischer Spinat
- 1 reife Mango, geschält und gewürfelt
- 200 ml Kokoswasser
- 1 EL Leinsamen

Zubereitung:

1. Alle Zutaten in den Mixer geben.
2. Mixen, bis die Mischung glatt und cremig ist.
3. Sofort genießen.

Nährwerte (pro Portion):

- Kalorien: ca. 200 kcal
- Fett: 4 g
- Kohlenhydrate: 36 g
- Protein: 5 g

6. Buchweizen-Pfannkuchen mit Blaubeeren

Zubereitungszeit: 10 Minuten | **Kochzeit:** 20 Minuten | **Portionen:** 2

Zutaten:

- 100 g Buchweizenmehl
- 200 ml Hafermilch
- 1 TL Backpulver
- 1 EL Ahornsirup
- 100 g Blaubeeren
- Kokosöl zum Braten

Zubereitung:

1. Buchweizenmehl, Hafermilch, Backpulver und Ahornsirup zu einem glatten Teig verrühren.
2. Blaubeeren unterheben.
3. Kokosöl in einer Pfanne erhitzen und Pfannkuchen von beiden Seiten goldbraun braten.
4. Warm servieren.

Nährwerte (pro Portion):

- Kalorien: ca. 250 kcal
- Fett: 8 g
- Kohlenhydrate: 40 g
- Protein: 6 g

Zubereitungszeit: 5 Minuten | **Kochzeit:** 5 Minuten | **Portionen:** 1

Zutaten:

- 250 ml Mandelmilch
- 1 TL Kurkumapulver
- 1/2 TL Zimt
- 1 Prise schwarzer Pfeffer
- 1 TL Honig oder Ahornsirup

Zubereitung:

1. Mandelmilch in einem Topf erwärmen, nicht kochen.
2. Kurkuma, Zimt und schwarzen Pfeffer einrühren.
3. In eine Tasse gießen und mit Honig oder Ahornsirup süßen.
4. Warm genießen.

Nährwerte (pro Portion):

- Kalorien: ca. 100 kcal
- Fett: 2.5 g
- Kohlenhydrate: 16 g
- Protein: 1 g

8. Süßkartoffel-Toast mit Avocado

Zubereitungszeit: 5 Minuten | **Kochzeit:** 10 Minuten | **Portionen:** 2

Zutaten:

- 1 große Süßkartoffel, in 1 cm dicke Scheiben geschnitten
- 1 reife Avocado
- Saft von 1/2 Limette
- Salz und Pfeffer nach Geschmack
- Chili-Flocken (optional)
- Frische Korianderblätter, zum Garnieren

Zubereitung:

1. Die Süßkartoffelscheiben in einem Toaster oder Ofen bei mittlerer Hitze toasten, bis sie weich und leicht gebräunt sind.

2. Die Avocado halbieren, entkernen und das Fruchtfleisch in einer Schüssel mit einer Gabel zerdrücken.

3. Limettensaft, Salz und Pfeffer zur Avocado geben und gut vermischen.

4. Die Avocadomischung gleichmäßig auf den Süßkartoffel-Toasts verteilen.

5. Mit Chili-Flocken und frischen Korianderblättern garnieren.

Nährwerte (pro Portion):

- Kalorien: ca. 250 kcal
- Fett: 15 g
- Kohlenhydrate: 27 g
- Protein: 4 g

9. Hirse-Porridge mit Zimt und Birnen

Zubereitungszeit: 5 Minuten | **Kochzeit:** 20 Minuten | **Portionen:** 2

Zutaten:

- 100 g Hirse
- 500 ml Mandelmilch
- 2 Birnen, gewürfelt
- 1 TL Zimt
- 1 EL Honig oder Ahornsirup
- Eine Prise Salz

Zubereitung:

1. Die Hirse unter fließendem Wasser in einem feinen Sieb abspülen.

2. Eine Prise Salz, Hirse und Mandelmilch in einem Topf zum Kochen bringen.

3. Hitze reduzieren und 10 Minuten köcheln lassen.

4. Birnenwürfel und Zimt hinzufügen und weitere 10 Minuten köcheln, bis die Hirse weich ist.

5. Vor dem Servieren mit Honig oder Ahornsirup süßen.

Nährwerte (pro Portion):

- Kalorien: ca. 300 kcal
- Fett: 4 g
- Kohlenhydrate: 58 g
- Protein: 8 g

Zubereitungszeit: 10 Minuten | **Kochzeit:** 5 Minuten | **Portionen:** 2

Zutaten:

- 100 g Kichererbsenmehl
- 200 ml Wasser
- 1/2 TL Kurkuma
- Salz und Pfeffer nach Geschmack
- 1 EL Olivenöl
- Frühlingszwiebeln, fein geschnitten, zum Garnieren

Zubereitung:

1. Kichererbsenmehl, Wasser, Kurkuma, Salz und Pfeffer in einer Schüssel zu einem glatten Teig verrühren.
2. Olivenöl in einer Pfanne erhitzen und den Teig portionsweise zu dünnen Pfannkuchen ausbacken.
3. Von beiden Seiten goldbraun braten.
4. Mit Frühlingszwiebeln garnieren und servieren.

Nährwerte (pro Portion):

- Kalorien: ca. 180 kcal
- Fett: 7 g
- Kohlenhydrate: 20 g
- Protein: 9 g

Zubereitungszeit: 5 Minuten | **Kochzeit:** 0 Minuten | **Portionen:** 1

Zutaten:

- 1 Handvoll Spinat
- 1/2 reife Avocado
- 1/2 Gurke
- 1 grüner Apfel, entkernt und grob gehackt
- 200 ml Kokoswasser
- 1 EL Leinsamen

Zubereitung:

1. Alle Zutaten in einen leistungsstarken Mixer geben.

2. Mixen, bis der Smoothie glatt und cremig ist.

3. Sofort servieren.

Nährwerte (pro Portion):

- Kalorien: ca. 200 kcal

- Fett: 10 g

- Kohlenhydrate: 25 g

- Protein: 5 g

---

12. Mandel-Joghurt mit Granatapfelkernen

Zubereitungszeit: 5 Minuten | **Kochzeit:** 0 Minuten | **Portionen:** 2

Zutaten:

- 200 g Mandeljoghurt

- Kerne von 1 Granatapfel

- 2 EL gehackte Mandeln

- 1 TL Honig oder Ahornsirup

- 1/2 TL Vanilleextrakt

Zubereitung:

1. Mandeljoghurt in zwei Schüsseln aufteilen.

2. Granatapfelkerne und gehackte Mandeln über den Joghurt streuen.

3. Mit Honig oder Ahornsirup und Vanilleextrakt süßen.

4. Gut vermischen und servieren.

Nährwerte (pro Portion):

- Kalorien: ca. 150 kcal

- Fett: 7 g

- Kohlenhydrate: 18 g

- Protein: 4 g

Zubereitungszeit: 5 Minuten | **Kochzeit:** 0 Minuten | **Portionen:** 1

Zutaten:

- 2 Scheiben Vollkornbrot
- 1 reife Avocado
- 1 Tomate, in Scheiben geschnitten
- Salz und frisch gemahlener schwarzer Pfeffer
- Ein Spritzer Zitronensaft
- Frische Kräuter (z.B. Basilikum oder Petersilie), optional

Zubereitung:

1. Vollkornbrot toasten, bis es knusprig ist.
2. Avocado halbieren, entkernen und das Fruchtfleisch in einer Schüssel mit einer Gabel zerdrücken.
3. Zitronensaft unter die Avocado mischen und mit Salz und Pfeffer abschmecken.
4. Die Avocadomischung gleichmäßig auf den getoasteten Brotscheiben verteilen.
5. Tomatenscheiben darauf legen und mit Salz und Pfeffer würzen.
6. Optional mit frischen Kräutern garnieren.

Nährwerte (pro Portion):

- Kalorien: ca. 330 kcal
- Fett: 20 g
- Kohlenhydrate: 30 g
- Protein: 8 g

Zubereitungszeit: 10 Minuten | **Kochzeit:** 0 Minuten | **Portionen:** 2

Zutaten:

- 100 g Haferflocken
- 50 g Cashewnüsse, grob gehackt
- 200 g frische gemischte Beeren (Erdbeeren, Blaubeeren, Himbeeren)
- 400 ml Mandelmilch
- 1 EL Chiasamen
- 2 EL Honig oder Ahornsirup

Zubereitung:

1. Haferflocken, Cashewnüsse und Chiasamen in einer Schüssel mischen.

2. Mandelmilch und Honig oder Ahornsirup hinzufügen und gut verrühren.

3. Die Mischung auf zwei Schüsseln verteilen.

4. Mit einer großzügigen Portion frischer Beeren garnieren.

Nährwerte (pro Portion):

- Kalorien: ca. 450 kcal

- Fett: 20 g

- Kohlenhydrate: 55 g

- Protein: 15 g

15.   Bananenbrot mit Nüssen und Haferflocken

Zubereitungszeit: 15 Minuten | **Kochzeit:** 60 Minuten | **Portionen:** 10

Zutaten:

- 3 reife Bananen

- 200 g Vollkornmehl

- 100 g Haferflocken

- 100 g gemischte Nüsse (z.B. Walnüsse, Mandeln), gehackt

- 2 Eier

- 100 ml Olivenöl

- 100 g Honig oder Ahornsirup

- 1 TL Backpulver

- Eine Prise Salz

Zubereitung:

1. Backofen auf 180°C vorheizen und eine Kastenform einfetten.

2. Bananen schälen und mit einer Gabel in einer Schüssel zerdrücken.

3. Eier, Olivenöl und Honig hinzufügen und gut verrühren.

4. Vollkornmehl, Haferflocken, Backpulver und Salz unterrühren, bis ein gleichmäßiger Teig entsteht.

5. Gehackte Nüsse unterheben und den Teig in die vorbereitete Form füllen.

6. Im vorgeheizten Ofen etwa 60 Minuten backen.

7. Vor dem Anschneiden vollständig abkühlen lassen.

Nährwerte (pro Portion):

- Kalorien: ca. 280 kcal

- Fett: 15 g

- Kohlenhydrate: 32 g

- Protein: 6 g

<table><tr><td>16.</td><td>Gemüse-Omelett mit Spinat und Feta</td></tr></table>

Zubereitungszeit: 5 Minuten | **Kochzeit:** 10 Minuten | **Portionen:** 1

Zutaten:

- 3 Eier

- 50 g frischer Spinat

- 50 g Feta, zerbröckelt

- 1 kleine Zwiebel, fein gewürfelt

- 1 EL Olivenöl

- Salz und Pfeffer

- Frische Kräuter, optional

Zubereitung:

1. Olivenöl in einer Pfanne erhitzen und die Zwiebel glasig dünsten.

2. Spinat hinzufügen und kurz mitdünsten, bis er zusammenfällt.

3. Eier verquirlen, mit Salz und Pfeffer würzen und über das Gemüse in der Pfanne gießen.

4. Feta über das Omelett streuen.

5. Bei mittlerer Hitze stocken lassen, bis die Eier fest sind, dabei einmal vorsichtig wenden.

6. Mit frischen Kräutern garnieren und servieren.

Nährwerte (pro Portion):

- Kalorien: ca. 350 kcal

- Fett: 25 g

- Kohlenhydrate: 5 g

- Protein: 25 g

Zubereitungszeit: 15 Minuten | **Ruhezeit:** 4 Stunden oder über Nacht | **Portionen:** 2

Zutaten:

- 200 g Kürbispüree (hausgemacht oder fertig gekauft)
- 400 ml Kokosmilch
- 4 EL Chiasamen
- 2 EL Ahornsirup
- 1 TL Vanilleextrakt
- 1/2 TL Zimt
- Eine Prise Muskatnuss
- Optional: Gehackte Nüsse oder Kokosflocken zum Garnieren

Zubereitung:

1. Kürbispüree, Kokosmilch, Chiasamen, Ahornsirup, Vanilleextrakt, Zimt und Muskatnuss in einer Schüssel gut vermischen.
2. Die Mischung gleichmäßig auf zwei Gläser oder Schüsseln verteilen.
3. Mindestens 4 Stunden oder über Nacht im Kühlschrank fest werden lassen, damit die Chiasamen aufquellen und die Mischung eindickt.
4. Vor dem Servieren mit gehackten Nüssen oder Kokosflocken garnieren.

Nährwerte (pro Portion):

- Kalorien: ca. 350 kcal
- Fett: 25 g
- Kohlenhydrate: 25 g
- Protein: 6 g

18. Geröstetes Roggenbrot mit Hummus

Zubereitungszeit: 5 Minuten | **Kochzeit:** 2 Minuten | **Portionen:** 2

Zutaten:

- 4 Scheiben Roggenbrot
- 200 g Hummus
- 1 kleine rote Paprika, in dünne Streifen geschnitten
- 1 kleine Gurke, in Scheiben geschnitten
- Frische Kräuter (z.B. Petersilie oder Koriander)

- Schwarzer Sesam, optional

Zubereitung:

1. Roggenbrot in einem Toaster oder auf einem Grill rösten, bis es knusprig ist.

2. Jede Brotscheibe großzügig mit Hummus bestreichen.

3. Mit Paprikastreifen und Gurkenscheiben belegen.

4. Mit frischen Kräutern und optional mit schwarzem Sesam garnieren.

Nährwerte (pro Portion):

- Kalorien: ca. 300 kcal

- Fett: 14 g

- Kohlenhydrate: 35 g

- Protein: 12 g

19.   Kokosnuss-Quinoa mit Mango

Zubereitungszeit: 5 Minuten | **Kochzeit:** 20 Minuten | **Portionen:** 2

Zutaten:

- 100 g Quinoa

- 200 ml Kokosmilch

- 200 ml Wasser

- 1 reife Mango, gewürfelt

- 1 EL Kokosflocken

- 1 EL Honig oder Ahornsirup

- Eine Prise Salz

Zubereitung:

1. Quinoa gründlich waschen und mit Kokosmilch, Wasser und einer Prise Salz in einem Topf zum Kochen bringen.

2. Hitze reduzieren und 15–20 Minuten köcheln lassen, bis die Quinoa weich ist und die Flüssigkeit aufgenommen wurde.

3. Mango unter die gekochte Quinoa mischen.

4. Mit Honig oder Ahornsirup süßen und mit Kokosflocken garnieren.

Nährwerte (pro Portion):

- Kalorien: ca. 400 kcal

- Fett: 14 g

- Kohlenhydrate: 60 g

- Protein: 8 g

20. Beeren-Kompott mit Vanille-Quark

Zubereitungszeit: 10 Minuten | **Kochzeit:** 5 Minuten | **Portionen:** 2

Zutaten:

- 300 g gemischte Beeren (frisch oder gefroren)
- 200 g Quark
- 1 Vanilleschote, Mark ausgekratzt
- 2 EL Honig oder Ahornsirup
- Eine Prise Zimt

Zubereitung:

1. In einem kleinen Topf die Beeren und einen Esslöffel Wasser zum Kochen bringen.
2. Wenn die Beeren weich sind, aber noch Struktur haben, die Hitze reduzieren und fünf Minuten lang köcheln lassen.
3. Quark mit Vanillemark und Honig oder Ahornsirup glatt rühren.
4. Beerenkompott auf den Vanille-Quark geben.
5. Mit einer Prise Zimt bestreuen und servieren.

Nährwerte (pro Portion):

- Kalorien: ca. 250 kcal
- Fett: 5 g
- Kohlenhydrate: 35 g
- Protein: 15 g

21. Linsensuppe mit Kurkuma und Ingwer

Zubereitungszeit: 10 Minuten | **Kochzeit:** 30 Minuten | **Portionen:** 4

Zutaten:

- 200 g rote Linsen
- 1 Liter Gemüsebrühe
- 1 Zwiebel, fein gehackt
- 2 Knoblauchzehen, fein gehackt
- 1 Stück Ingwer (ca. 2 cm), fein gehackt
- 1 TL Kurkumapulver
- 1/2 TL gemahlener Kreuzkümmel
- 1 Karotte, gewürfelt
- 1 Stange Sellerie, gewürfelt
- Saft von 1/2 Zitrone
- Salz und Pfeffer nach Geschmack
- Frischer Koriander, zum Garnieren
- 1 EL Olivenöl

Zubereitung:

1. Olivenöl in einem großen Topf bei mittlerer Hitze erhitzen. Zwiebel, Knoblauch und Ingwer dazugeben und unter Rühren etwa 2 Minuten anschwitzen.
2. Kurkuma und Kreuzkümmel hinzufügen und weitere 1 Minute rühren, bis es aromatisch duftet.
3. Die Linsen, Karotten und Sellerie in einen Topf geben und dann die Gemüsebrühe hinzufügen.
4. Die Suppe zum Kochen bringen, die Hitze reduzieren und 25-30 Minuten oder bis die Linsen weich sind, köcheln lassen.
   Die Suppe mit einem Stabmixer leicht pürieren (optional). Mit Zitronensaft, Salz und Pfeffer abschmecken.
5. Mit frischem Koriander garnieren und servieren.

Nährwerte (pro Portion):

- Kalorien: ca. 240 kcal

- Fett: 4 g

- Kohlenhydrate: 36 g

- Protein: 14 g

22.   Quinoa-Salat mit geröstetem Gemüse

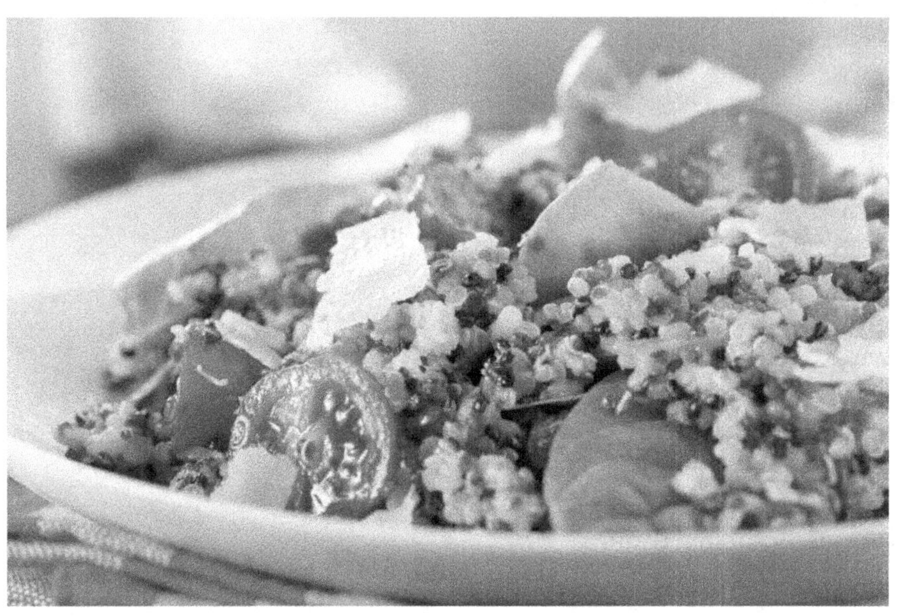

Zubereitungszeit: 15 Minuten | **Kochzeit:** 25 Minuten | **Portionen:** 4

Zutaten:

- 200 g Quinoa

- 500 ml Gemüsebrühe

- 1 rote Paprika, gewürfelt

- 1 Zucchini, gewürfelt

- 1 Aubergine, gewürfelt

- 2 EL Olivenöl

- Salz und Pfeffer nach Geschmack

- 1 Handvoll frischer Rucola

- 50 g Feta-Käse, zerbröselt

- 2 EL Balsamico-Essig

Zubereitung:

1. Quinoa in der Gemüsebrühe nach Packungsanleitung kochen, dann beiseite stellen und

abkühlen lassen.

2. Paprika, Zucchini und Aubergine mit Olivenöl mischen und mit Salz und Pfeffer würzen. Auf einem Backblech verteilen und bei 200°C ca. 20 Minuten rösten, bis das Gemüse weich und leicht karamellisiert ist.

3. Das geröstete Gemüse mit dem Quinoa in einer großen Schüssel vermischen.

4. Rucola, zerbröselten Feta und Balsamico-Essig hinzufügen und alles gut vermengen.

5. Vor dem Servieren mit zusätzlichem Olivenöl beträufeln.

Nährwerte (pro Portion):

- Kalorien: ca. 320 kcal
- Fett: 10 g
- Kohlenhydrate: 45 g
- Protein: 12 g

23. Vegane Buddha-Bowl mit Avocado-Dressing

Zubereitungszeit: 20 Minuten | **Kochzeit:** 30 Minuten | **Portionen:** 4

Zutaten:

- 200 g Kichererbsen (gekocht)
- 200 g Süßkartoffeln, gewürfelt und geröstet
- 200 g gekochter brauner Reis
- 1 Avocado
- Saft von 1 Limette
- 1 EL Tahini
- Wasser nach Bedarf
- 1 Handvoll Spinatblätter
- 1 kleine Gurke, in Scheiben geschnitten
- 2 Karotten, in Streifen geschnitten
- Sesamsamen, zum Garnieren

Zubereitung:

1. Süßkartoffeln mit etwas Olivenöl und Salz würzen und bei 200°C im Ofen ca. 25 Minuten rösten.

2. Für das Dressing Avocado, Limettensaft, Tahini und Wasser in einen Mixer geben und cremig rühren.

3. Eine Schüssel mit einer Basis aus braunem Reis füllen. Kichererbsen, geröstete Süßkartoffeln, Spinat, Gurkenscheiben und Karottenstreifen hinzufügen.

4. Mit dem Avocado-Dressing beträufeln und mit Sesamsamen garnieren.

Nährwerte (pro Portion):

- Kalorien: ca. 400 kcal
- Fett: 14 g
- Kohlenhydrate: 60 g
- Protein: 12 g

<table><tr><td>24.</td><td>Süßkartoffel-Spinat-Curry</td></tr></table>

Zubereitungszeit: 10 Minuten | **Kochzeit:** 20 Minuten | **Portionen:** 4

Zutaten:

- 2 EL Kokosöl
- 1 Zwiebel, gewürfelt
- 2 Knoblauchzehen, fein gehackt
- 1 EL frischer Ingwer, gerieben
- 1 TL Kurkumapulver
- 1 TL Garam Masala
- 400 g Süßkartoffeln, gewürfelt
- 400 ml Kokosmilch
- 200 g frischer Spinat
- Salz und Pfeffer nach Geschmack

Zubereitung:

1. In einem großen Topf Kokosöl erhitzen. Zwiebel, Knoblauch und Ingwer darin braten.

2. Kurkuma und Garam Masala hinzufügen und kurz mitbraten.

3. Süßkartoffeln und Kokosmilch dazugeben und zum Kochen bringen.

4. Hitze reduzieren und ca. 15 Minuten köcheln lassen, bis die Süßkartoffeln weich sind.

5. Spinat hinzufügen und unter Rühren zusammenfallen lassen. Mit Salz und Pfeffer abschmecken.

Nährwerte (pro Portion):

- Kalorien: ca. 300 kcal
- Fett: 14 g
- Kohlenhydrate: 40 g

- Protein: 6 g

25.   Zucchini-Nudeln mit Pesto und Kirschtomaten

Zubereitungszeit: 15 Minuten | **Kochzeit:** 0 Minuten | **Portionen:** 2

Zutaten:

- 2 große Zucchini, spiralisiert
- 150 g Kirschtomaten, halbiert
- 50 g Pinienkerne, geröstet
- 2 EL Pesto (hausgemacht oder fertig gekauft)
- Salz und Pfeffer nach Geschmack
- Frischer Basilikum, zum Garnieren

Zubereitung:

1. Zucchini-Nudeln in eine große Schüssel geben.
2. Kirschtomaten und Pinienkerne hinzufügen.
3. Pesto über das Gemüse geben und alles gut vermischen. Mit Salz und Pfeffer abschmecken.
4. Mit frischem Basilikum garnieren und servieren.

Nährwerte (pro Portion):

- Kalorien: ca. 250 kcal
- Fett: 18 g
- Kohlenhydrate: 15 g
- Protein: 7 g

26.   Geröstete Kichererbsen mit Brokkoli und Quinoa

Zubereitungszeit: 15 Minuten | **Kochzeit:** 30 Minuten | **Portionen:** 4

Zutaten:

- 200 g Kichererbsen (Dose), abgespült und abgetropft
- 200 g Brokkoli, in Röschen geschnitten
- 150 g Quinoa
- 2 EL Olivenöl
- 1 TL Paprikapulver
- 1/2 TL Kurkumapulver
- Salz und Pfeffer nach Geschmack

- Für das Dressing:
  - Saft von 1 Limette
  - 1 EL Olivenöl
  - 1 TL Senf
  - 1 Knoblauchzehe, fein gehackt
  - Salz und Pfeffer nach Geschmack

Zubereitung:

1. Aufheizen Sie den Ofen auf 200°C. Mischen Sie Kichererbsen mit einem Esslöffel Olivenöl, Paprikapulver, Kurkumapulver, Salz und Pfeffer. Verteilen Sie sie auf einem Backblech und rösten Sie sie etwa 20 Minuten oder bis sie knusprig sind.
2. Quinoa nach Packungsanleitung kochen und beiseite stellen.
3. Brokkoli mit dem restlichen Olivenöl und etwas Salz mischen, auf einem anderen Backblech verteilen und 15-20 Minuten rösten, bis die Ränder leicht knusprig sind.
4. Für das Dressing alle Zutaten in einem kleinen Behälter vermischen und gut schütteln.
5. Kichererbsen, Brokkoli und Quinoa in einer Schüssel vermischen. Das Dressing darüber geben und alles gut umrühren.
6. Vor dem Servieren mit frischen Kräutern garnieren, falls gewünscht.

Nährwerte (pro Portion):

- Kalorien: ca. 350 kcal
- Fett: 10 g
- Kohlenhydrate: 50 g
- Protein: 15 g

27.   Avocado-Quinoa-Salat mit Limetten-Dressing

Zubereitungszeit: 20 Minuten | **Kochzeit:** 15 Minuten | **Portionen:** 4

Zutaten:

- 150 g Quinoa
- 2 reife Avocados, gewürfelt
- 200 g Kirschtomaten, halbiert
- 1 rote Zwiebel, fein gewürfelt
- 1 Bund Koriander, gehackt
- Für das Dressing:
  - Saft von 2 Limetten

- 2 EL Olivenöl
- 1 TL Honig
- Salz und Pfeffer nach Geschmack

Zubereitung:

1. Quinoa nach Packungsanleitung kochen, abkühlen lassen.
2. Avocados, Kirschtomaten, rote Zwiebel und Koriander in einer großen Schüssel mit dem Quinoa vermischen.
3. Für das Dressing Limettensaft, Olivenöl, Honig, Salz und Pfeffer verquirlen.
4. Das Dressing über den Salat geben und alles gut vermengen.
5. Vor dem Servieren abschmecken und bei Bedarf nachwürzen.

Nährwerte (pro Portion):

- Kalorien: ca. 400 kcal
- Fett: 20 g
- Kohlenhydrate: 45 g
- Protein: 10 g

28. Falafel-Salat mit Tahini-Dressing

Zubereitungszeit: 30 Minuten | **Kochzeit:** 10 Minuten | **Portionen:** 4

Zutaten:

- 12 fertige Falafel-Bällchen
- 200 g gemischte Blattsalate
- 1 Gurke, in Scheiben geschnitten
- 2 Tomaten, gewürfelt
- 1 rote Zwiebel, in dünne Ringe geschnitten
- Für das Dressing:
  - 3 EL Tahini
  - Saft von 1 Zitrone
  - 1 Knoblauchzehe, fein gehackt
  - Wasser, nach Bedarf
  - Salz und Pfeffer nach Geschmack

Zubereitung:

1. Falafel nach Packungsanleitung erwärmen oder nach eigenem Rezept zubereiten.

2. Blattsalate, Gurkenscheiben, Tomatenwürfel und rote Zwiebelringe in einer großen Salatschüssel vermischen.

3. Eine kleine Schüssel verwenden, um Tahini, Zitronensaft, Knoblauch, Salz und Pfeffer zu rühren. Wenn erforderlich, mit Wasser verdünnen.

4. Verteilen Sie das Dressing auf den Salat und vermischen Sie es gut.

5. Falafel-Bällchen auf dem Salat verteilen und servieren.

Nährwerte (pro Portion):

- Kalorien: ca. 300 kcal

- Fett: 15 g

- Kohlenhydrate: 30 g

- Protein: 12 g

29. Gemüse-Lasagne mit Cashew-Creme

Zubereitungszeit: 30 Minuten | **Kochzeit:** 45 Minuten | **Portionen:** 6

Zutaten:

- 9 Lasagneblätter (vorzugsweise Vollkorn)

- 1 Zucchini, in dünne Scheiben geschnitten

- 1 Aubergine, in dünne Scheiben geschnitten

- 200 g Spinat

- 1 rote Paprika, in Streifen geschnitten

- 2 EL Olivenöl

- Salz und Pfeffer nach Geschmack

- Für die Cashew-Creme:

  - 200 g Cashewnüsse, über Nacht eingeweicht

  - 200 ml Wasser

  - Saft von 1/2 Zitrone

  - 2 Knoblauchzehen

  - Salz nach Geschmack

- 400 g passierte Tomaten

- 1 TL getrockneter Oregano

- 1 TL getrockneter Basilikum

Zubereitung:

1. Ofen auf 180°C vorheizen. Zucchini, Aubergine und Paprika mit Olivenöl beträufeln, salzen, pfeffern und auf einem Backblech 20 Minuten rösten.

2. Für die Cashew-Creme alle Zutaten in einen Hochleistungsmixer geben und zu einer glatten Masse verarbeiten.

3. Eine Auflaufform einfetten. Eine Schicht Lasagneblätter auslegen, darauf eine Schicht geröstetes Gemüse, eine Schicht Spinat und dann eine Schicht Cashew-Creme verteilen. Mit etwas passierten Tomaten beträufeln und mit Oregano und Basilikum würzen. Vorgang wiederholen, bis alle Zutaten aufgebraucht sind, dabei mit einer Schicht Cashew-Creme abschließen.

4. Die Lasagne im vorgeheizten Ofen etwa 25 Minuten backen, bis die Oberfläche goldbraun ist.

5. Vor dem Servieren kurz abkühlen lassen.

Nährwerte (pro Portion):

- Kalorien: ca. 450 kcal

- Fett: 25 g

- Kohlenhydrate: 45 g

- Protein: 15 g

30. Grünkohl-Salat mit gerösteten Mandeln

Zubereitungszeit: 15 Minuten | **Kochzeit:** 0 Minuten | **Portionen:** 4

Zutaten:

- 200 g Grünkohl, gehackt

- 50 g Mandeln, grob gehackt

- 1 große Karotte, in dünne Streifen geschnitten

- 50 g getrocknete Cranberries

- Für das Dressing:

    - 3 EL Olivenöl

    - Saft von 1 Zitrone

    - 1 TL Senf

    - 1 EL Honig

    - Salz und Pfeffer nach Geschmack

Zubereitung:

1. Grünkohl in eine große Schüssel geben. Mit den Händen etwas massieren, bis die Blätter weicher werden.
2. Mandeln in einer Pfanne ohne Öl bei mittlerer Hitze rösten, bis sie duften und leicht gebräunt sind.
3. Karottenstreifen, geröstete Mandeln und Cranberries zum Grünkohl hinzufügen.
4. In einer kleinen Schüssel Olivenöl, Zitronensaft, Senf, Honig, Salz und Pfeffer gut vermischen.
5. Gießen Sie das Dressing auf den Salat und vermischen Sie es gut.
6. Vor dem Servieren einige Minuten ziehen lassen, damit die Aromen sich entfalten können.

Nährwerte (pro Portion):

- Kalorien: ca. 250 kcal
- Fett: 15 g
- Kohlenhydrate: 25 g
- Protein: 6 g

31.   Mediterraner Linsensalat mit Olivenöl

Zubereitungszeit: 10 Minuten | **Kochzeit:** 25 Minuten | **Portionen:** 4

Zutaten:

- 200 g grüne Linsen
- 500 ml Gemüsebrühe
- 1 rote Paprika, gewürfelt
- 1 kleine rote Zwiebel, fein gehackt
- 100 g Kirschtomaten, halbiert
- 50 g schwarze Oliven, entsteint und halbiert
- 2 EL Olivenöl extra vergine
- Saft von 1 Zitrone
- 1 Handvoll frischer Petersilie, gehackt
- Salz und Pfeffer nach Geschmack
- 1 TL getrockneter Oregano

Zubereitung:

1. Linsen in einem Topf mit der Gemüsebrühe zum Kochen bringen, dann die Hitze reduzieren und 20-25 Minuten köcheln lassen, bis sie weich sind, aber noch Biss haben.
2. Linsen abgießen und abkühlen lassen.

3. In einer großen Schüssel die gekochten Linsen, rote Paprika, rote Zwiebel, Kirschtomaten und schwarze Oliven vermischen.

4. Olivenöl, Zitronensaft, Petersilie, Salz, Pfeffer und Oregano dazugeben und alles gut vermengen.

5. Den Salat vor dem Servieren mindestens 30 Minuten im Kühlschrank ziehen lassen, damit sich die Aromen entfalten können.

Nährwerte (pro Portion):

- Kalorien: ca. 250 kcal
- Fett: 7 g
- Kohlenhydrate: 35 g
- Protein: 12 g

32. Veggie-Burger mit Süßkartoffel-Pommes

Zubereitungszeit: 15 Minuten | **Kochzeit:** 30 Minuten | **Portionen:** 4

Zutaten:

- Für den Veggie-Burger:
    - 400 g schwarze Bohnen, abgespült und abgetropft
    - 100 g Haferflocken
    - 1 kleine Zwiebel, fein gehackt
    - 2 Knoblauchzehen, fein gehackt
    - 1 TL Paprikapulver
    - Salz und Pfeffer nach Geschmack
    - 2 EL Olivenöl
- Für die Süßkartoffel-Pommes:
    - 2 große Süßkartoffeln, in Streifen geschnitten
    - 2 EL Olivenöl
    - Salz und Pfeffer nach Geschmack

Zubereitung:

1. Für die Burger, schwarze Bohnen, Haferflocken, Zwiebel, Knoblauch, Paprikapulver, Salz und Pfeffer in einer Küchenmaschine zu einer homogenen Masse verarbeiten.

2. Aus der Masse Burger formen und in einer Pfanne mit Olivenöl von beiden Seiten goldbraun braten.

3. Für die Süßkartoffel-Pommes, Süßkartoffeln mit Olivenöl, Salz und Pfeffer mischen und auf einem Backblech verteilen.

4. Bei 200°C 25-30 Minuten backen, bis sie knusprig sind.

5. Veggie-Burger mit den Süßkartoffel-Pommes servieren.

Nährwerte (pro Portion):

- Kalorien: ca. 400 kcal

- Fett: 14 g

- Kohlenhydrate: 55 g

- Protein: 15 g

<table><tr><td>33.</td><td>Kürbisrisotto mit gerösteten Pinienkernen</td></tr></table>

Zubereitungszeit: 10 Minuten | **Kochzeit:** 30 Minuten | **Portionen:** 4

Zutaten:

- 300 g Risottoreis

- 500 g Kürbisfleisch, gewürfelt

- 1 Liter Gemüsebrühe

- 1 kleine Zwiebel, fein gehackt

- 2 Knoblauchzehen, fein gehackt

- 100 ml Weißwein

- 50 g Parmesan, gerieben

- 50 g Pinienkerne, geröstet

- 2 EL Olivenöl

- Salz und Pfeffer nach Geschmack

- Frischer Salbei, gehackt

Zubereitung:

1. Olivenöl in einem großen Topf erhitzen und Zwiebel sowie Knoblauch darin glasig dünsten.

2. Kürbiswürfel hinzufügen und einige Minuten mitdünsten, bis sie weich werden.

3. Risottoreis dazugeben und unter Rühren leicht anrösten, bis er glasig wird.

4. Mit Weißwein ablöschen und einkochen lassen.

5. Nach und nach heiße Gemüsebrühe hinzugeben, dabei ständig rühren, bis der Reis cremig und al dente ist.

6. Parmesan unterrühren und mit Salz und Pfeffer abschmecken.

7. Risotto auf Teller verteilen, mit gerösteten Pinienkernen und frischem Salbei garnieren.

Nährwerte (pro Portion):

- Kalorien: ca. 450 kcal

- Fett: 15 g

- Kohlenhydrate: 65 g

- Protein: 12 g

34. Vollkorn-Pasta mit Avocado-Spinat-Sauce

Zubereitungszeit: 10 Minuten | **Kochzeit:** 15 Minuten | **Portionen:** 4

Zutaten:

- 400 g Vollkorn-Pasta

- 2 reife Avocados

- 200 g frischer Spinat

- 2 Knoblauchzehen

- Saft von 1 Zitrone

- 50 ml Olivenöl

- Salz und Pfeffer nach Geschmack

- Gehackte Walnüsse zum Garnieren

Zubereitung:

1. Pasta nach Packungsanweisung in Salzwasser kochen.

2. In der Zwischenzeit Avocados, Spinat, Knoblauch, Zitronensaft und Olivenöl in einen Mixer geben und zu einer glatten Sauce verarbeiten. Mit Salz und Pfeffer abschmecken.

3. Die fertige Pasta abgießen und zurück in den Topf geben. Die Avocado-Spinat-Sauce unter die Pasta mischen, bis alles gut vermengt ist.

4. Pasta auf Teller verteilen und mit gehackten Walnüssen garnieren.

Nährwerte (pro Portion):

- Kalorien: ca. 550 kcal

- Fett: 25 g

- Kohlenhydrate: 70 g

- Protein: 15 g

Zubereitungszeit: 15 Minuten | **Kochzeit:** 0 Minuten (Annahme: Rote Bete vorgekocht) | **Portionen:** 4

Zutaten:

- 400 g vorgekochte Rote Bete, in dünne Scheiben geschnitten
- 50 g Walnüsse, grob gehackt
- 2 EL Walnussöl
- 1 EL Balsamico-Essig
- 1 TL Honig
- Salz und Pfeffer nach Geschmack
- Frische Kräuter (z.B. Petersilie), zum Garnieren

Zubereitung:

1. Rote Bete-Scheiben auf einem Teller auslegen.
2. Für das Dressing Walnussöl, Balsamico-Essig, Honig, Salz und Pfeffer verquirlen.
3. Das Dressing gleichmäßig über die Rote Bete-Scheiben träufeln.
4. Mit Walnüssen und frischen Kräutern garnieren.

Nährwerte (pro Portion):

- Kalorien: ca. 200 kcal
- Fett: 15 g
- Kohlenhydrate: 15 g
- Protein: 4 g

Zubereitungszeit: 15 Minuten | **Kochzeit:** 10 Minuten | **Portionen:** 4

Zutaten:

- 400 g fester Tofu, in Würfel geschnitten
- 2 EL Sojasauce
- 1 EL Sesamöl
- 200 g Brokkoli, in Röschen geschnitten
- 1 rote Paprika, in Streifen geschnitten
- 1 Karotte, in dünne Scheiben geschnitten
- 2 Frühlingszwiebeln, in Ringe geschnitten

- 2 Knoblauchzehen, fein gehackt
- 1 Stück Ingwer (ca. 2 cm), fein gehackt
- Salz und Pfeffer nach Geschmack

Zubereitung:

1. Tofu in einer Mischung aus Sojasauce und 1/2 EL Sesamöl marinieren.
2. In einer großen Pfanne oder Wok das restliche Sesamöl erhitzen. Knoblauch und Ingwer kurz anbraten.
3. Brokkoli, Paprika und Karotte hinzufügen und unter ständigem Rühren 5 Minuten braten.
4. Tofu und Frühlingszwiebeln dazugeben, weitere 5 Minuten braten.
5. Mit Salz und Pfeffer abschmecken und servieren.

Nährwerte (pro Portion):

- Kalorien: ca. 200 kcal
- Fett: 10 g
- Kohlenhydrate: 15 g
- Protein: 15 g

37. Spinat-Quiche mit Vollkornboden

Zubereitungszeit: 20 Minuten | **Kochzeit:** 35 Minuten | **Portionen:** 6

Zutaten:

- Für den Boden:
    - 200 g Vollkornmehl
    - 100 g kalte Butter, gewürfelt
    - 1/2 TL Salz
    - 4-6 EL kaltes Wasser
- Für die Füllung:
    - 300 g frischer Spinat, grob gehackt
    - 200 ml Sahne
    - 4 Eier
    - 100 g Feta, zerkrümelt
    - Salz und Pfeffer nach Geschmack
    - Muskatnuss, gerieben

Zubereitung:

1. Für den Boden Vollkornmehl, Butter und Salz zu Krümeln verarbeiten. Wasser hinzufügen, bis ein Teig entsteht. In Folie wickeln und 30 Minuten kühlen.

2. Teig ausrollen, in eine Quicheform geben und den Boden mit einer Gabel mehrmals einstechen.

3. Spinat kurz dünsten, abkühlen lassen und auf dem Teigboden verteilen. Feta darüber streuen.

4. Eier, Sahne, Salz, Pfeffer und Muskatnuss verquirlen und über den Spinat gießen.

5. Bei 180°C ca. 35 Minuten backen, bis die Füllung fest und goldbraun ist.

Nährwerte (pro Portion):

- Kalorien: ca. 350 kcal
- Fett: 25 g
- Kohlenhydrate: 20 g
- Protein: 12 g

38.   Kichererbsen-Curry mit Kokosmilch

Zubereitungszeit: 10 Minuten | **Kochzeit:** 20 Minuten | **Portionen:** 4

Zutaten:

- 400 g Kichererbsen (Dose), abgespült und abgetropft
- 400 ml Kokosmilch
- 1 große Zwiebel, gewürfelt
- 2 Knoblauchzehen, fein gehackt
- 1 Stück frischer Ingwer (ca. 2 cm), fein gerieben
- 2 TL Currypulver
- 1 TL Kurkumapulver
- 1/2 TL Chiliflocken (optional)
- 200 g gehackte Tomaten (Dose)
- 1 rote Paprika, in Streifen geschnitten
- 2 EL Pflanzenöl
- Salz und Pfeffer nach Geschmack
- Frischer Koriander zum Garnieren

Zubereitung:

1. Pflanzenöl in einem großen Topf erhitzen. Zwiebel, Knoblauch und Ingwer darin bei mittlerer Hitze anbraten, bis die Zwiebel glasig ist.

2. Currypulver, Kurkumapulver und Chiliflocken hinzufügen und unter Rühren 1 Minute kochen.

3. Kichererbsen, Kokosmilch, gehackte Tomaten und rote Paprika in den Topf geben. Mit Salz und Pfeffer würzen.

4. Das Curry zum Kochen bringen, dann die Hitze reduzieren und 15–20 Minuten köcheln lassen, bis es leicht eingedickt ist.

5. Vor dem Servieren mit frischem Koriander garnieren.

Nährwerte (pro Portion):

- Kalorien: ca. 350 kcal
- Fett: 18 g
- Kohlenhydrate: 35 g
- Protein: 12 g

39. Gerösteter Blumenkohl mit Tahini-Soße

Zubereitungszeit: 10 Minuten | **Kochzeit:** 25 Minuten | **Portionen:** 4

Zutaten:

- 1 großer Blumenkohl, in Röschen zerteilt
- 2 EL Olivenöl
- Salz und Pfeffer nach Geschmack
- Für die Tahini-Soße:
    - 3 EL Tahini (Sesampaste)
    - 1 Knoblauchzehe, fein gehackt
    - Saft von 1 Zitrone
    - Wasser nach Bedarf für die gewünschte Konsistenz
    - Salz nach Geschmack

Zubereitung:

1. Backofen auf 200°C vorheizen. Blumenkohlröschen mit Olivenöl, Salz und Pfeffer vermischen und auf einem Backblech verteilen.

2. Im vorgeheizten Ofen ca. 25 Minuten rösten, bis der Blumenkohl goldbraun und zart ist.

3. Für die Tahini-Soße Tahini, Knoblauch, Zitronensaft und Salz in einer Schüssel verrühren. Nach und nach Wasser hinzufügen, bis die Soße eine glatte, gießfähige Konsistenz hat.

4. Den gerösteten Blumenkohl mit der Tahini-Soße beträufeln und servieren.

Nährwerte (pro Portion):

- Kalorien: ca. 180 kcal

- Fett: 14 g

- Kohlenhydrate: 12 g

- Protein: 5 g

40.   Wildreis-Salat mit Cranberries und Pekannüssen

Zubereitungszeit: 15 Minuten | **Kochzeit:** 45 Minuten | **Portionen:** 4

Zutaten:

- 200 g Wildreis

- 500 ml Gemüsebrühe

- 50 g getrocknete Cranberries

- 50 g Pekannüsse, grob gehackt

- 1 Apfel, gewürfelt

- 2 Frühlingszwiebeln, in dünne Ringe geschnitten

- Für das Dressing:

    - 3 EL Olivenöl

    - 1 EL Apfelessig

    - 1 TL Senf

    - 1 TL Honig

    - Salz und Pfeffer nach Geschmack

Zubereitung:

1. Wildreis in der Gemüsebrühe nach Packungsanweisung kochen, bis er weich ist. Abgießen und abkühlen lassen.

2. In einer großen Schüssel den gekochten Wildreis, Cranberries, Pekannüsse, Apfelwürfel und Frühlingszwiebeln vermischen.

3. Für das Dressing Olivenöl, Apfelessig, Senf, Honig, Salz und Pfeffer in einer kleinen Schüssel verrühren und gut durchmischen.

4. Über den Salat das Dressing geben und alles gut vermischen.

5. Nachdem Sie den Salat serviert haben, sollten Sie ihn nochmals abschmecken und gegebenenfalls nachwürzen.

Nährwerte (pro Portion):

- Kalorien: ca. 320 kcal

- Fett: 15 g

- Kohlenhydrate: 40 g
- Protein: 7 g

41.   **Gegrillter Lachs mit Dill und Zitrone**

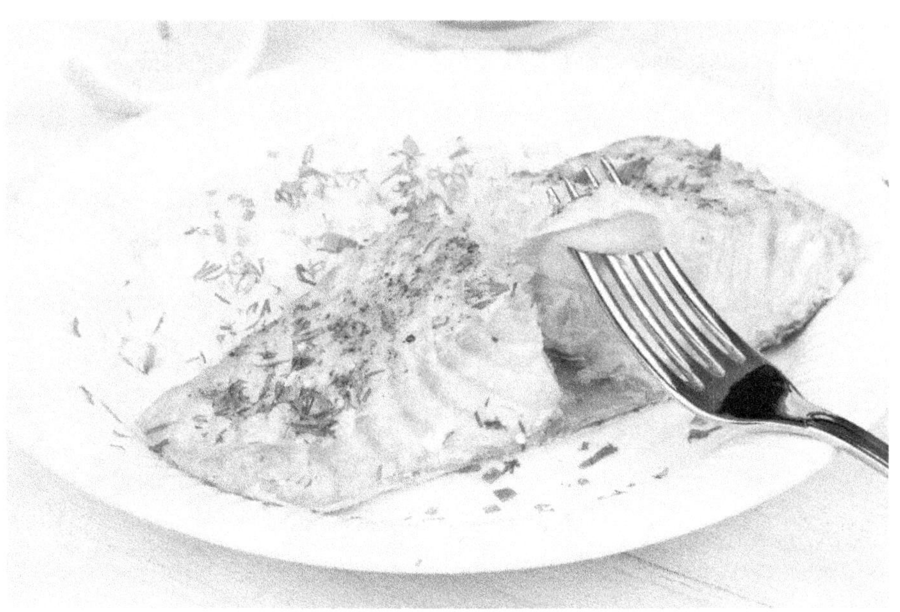

Zubereitungszeit: 10 Minuten | **Kochzeit:** 15 Minuten | **Portionen:** 4

Zutaten:

- 4 Lachsfilets (je ca. 150 g)
- 2 EL Olivenöl
- Saft und Abrieb von 1 Zitrone
- 2 EL frischer Dill, gehackt
- Salz und schwarzer Pfeffer

Zubereitung:

1. Lachsfilets mit Olivenöl einreiben. Mit Zitronensaft, -abrieb, Dill, Salz und Pfeffer würzen.
2. Den Lachs auf dem Grill oder in einer Grillpfanne bei mittlerer Hitze von jeder Seite ca. 7–8 Minuten grillen, bis er durchgegart ist.
3. Vor dem Servieren mit frischem Dill garnieren.

Nährwerte (pro Portion):

- Kalorien: ca. 250 kcal
- Fett: 15 g
- Kohlenhydrate: 1 g

- Protein: 25 g

---

42. Auberginen-Röllchen mit Ricotta und Spinat

Zubereitungszeit: 20 Minuten | **Kochzeit:** 25 Minuten | **Portionen:** 4

Zutaten:

- 2 große Auberginen, längs in dünne Scheiben geschnitten
- 200 g Ricotta
- 100 g frischer Spinat, gehackt
- 1 Ei
- 50

g geriebener Parmesan

- Salz und Pfeffer nach Geschmack
- 200 ml passierte Tomaten
- 1 EL Olivenöl
- Frische Basilikumblätter zum Garnieren

Zubereitung:

1. Auberginenscheiben leicht salzen und für 10 Minuten beiseitelegen, dann das ausgetretene Wasser abtupfen.
2. Auberginenscheiben mit Olivenöl bepinseln und in einer Grillpfanne von beiden Seiten grillen, bis sie weich sind.
3. Für die Füllung Ricotta, Spinat, Ei, Parmesan, Salz und Pfeffer vermischen.
4. Jede Auberginenscheibe mit der Ricotta-Spinat-Mischung bestreichen, aufrollen und in eine gefettete Auflaufform legen.
5. Passierte Tomaten über die Röllchen gießen.
6. Im vorgeheizten Ofen bei 180 °C ca. 25 Minuten backen.
7. Mit frischen Basilikumblättern garnieren und servieren.

Nährwerte (pro Portion):

- Kalorien: ca. 300 kcal
- Fett: 18 g
- Kohlenhydrate: 15 g
- Protein: 15 g

43.   Zoodles (Zucchini-Nudeln) mit Avocado-Creme

Zubereitungszeit: 15 Minuten | **Kochzeit:** 0 Minuten | **Portionen:** 4

Zutaten:

- 4 Zucchini, spiralisiert
- 2 reife Avocados
- Saft von 1 Zitrone
- 2 Knoblauchzehen, gehackt
- Salz und Pfeffer nach Geschmack
- 1 Handvoll frischer Basilikum
- 2 EL Olivenöl
- 50 g Pinienkerne, geröstet

Zubereitung:

1. Für die Avocado-Creme Avocados, Zitronensaft, Knoblauch, Basilikum, Olivenöl, Salz und Pfeffer in einem Mixer cremig rühren.
2. Zoodles in eine große Schüssel geben, Avocado-Creme hinzufügen und gut vermischen.
3. Mit gerösteten Pinienkernen garnieren und sofort servieren.

Nährwerte (pro Portion):

- Kalorien: ca. 320 kcal
- Fett: 25 g
- Kohlenhydrate: 20 g
- Protein: 7 g

44.   Gebackener Tofu mit Sesam und Brokkoli

Zubereitungszeit: 10 Minuten | **Kochzeit:** 20 Minuten | **Portionen:** 4

Zutaten:

- 400 g fester Tofu, in Würfel geschnitten
- 2 EL Sojasauce
- 1 EL Sesamöl
- 1 EL Ahornsirup
- 1 EL Sesamsamen
- 400 g Brokkoli, in Röschen geschnitten
- Salz und Pfeffer nach Geschmack

Zubereitung:

1. Tofuwürfel mit Sojasauce, Sesamöl und Ahornsirup marinieren.

2. Tofu auf ein mit Backpapier ausgelegtes Backblech legen und mit Sesamsamen bestreuen.

3. Brokkoliröschen neben dem Tofu verteilen, mit Salz und Pfeffer würzen.

4. Bei 200°C ca. 20 Minuten backen, bis der Tofu goldbraun und der Brokkoli zart ist.

5. Vor dem Servieren alles gut vermischen.

Nährwerte (pro Portion):

- Kalorien: ca. 250 kcal

- Fett: 15 g

- Kohlenhydrate: 15 g

- Protein: 18 g

45. Gemüse-Paella mit Safran

Zubereitungszeit: 20 Minuten | **Kochzeit:** 40 Minuten | **Portionen:** 4

Zutaten:

- 300 g Paella-Reis

- 1 l Gemüsebrühe

- 1 rote Paprika, in Streifen geschnitten

- 1 grüne Paprika, in Streifen geschnitten

- 200 g grüne Bohnen, geschnitten

- 1 Zwiebel, fein gehackt

- 2 Knoblauchzehen, fein gehackt

- 400 g gehackte Tomaten (Dose)

- 1 TL Safranfäden

- 2 EL Olivenöl

- Salz und Pfeffer nach Geschmack

- Frische Petersilie, zum Garnieren

Zubereitung:

1. In einer großen Pfanne das Olivenöl erhitzen. Andünsten Sie Zwiebel und Knoblauch darin.

2. Die grünen Bohnen und Paprika hinzufügen und sie einige Minuten lang dünsten lassen.

3. Reis und Safran hinzufügen, kurz anbraten, dann mit der Gemüsebrühe ablöschen.

4. Gehackte Tomaten einrühren, mit Salz und Pfeffer würzen.

5. Bei niedriger Hitze köcheln lassen, bis der Reis die Flüssigkeit aufgenommen hat und weich ist, etwa 30-40 Minuten.

6. Vor dem Servieren mit frischer Petersilie garnieren.

Nährwerte (pro Portion):

- Kalorien: ca. 360 kcal
- Fett: 7 g
- Kohlenhydrate: 65 g
- Protein: 10 g

46. Ofen-Kürbis mit Quinoa-Füllung

Zubereitungszeit: 20 Minuten | **Kochzeit:** 40 Minuten | **Portionen:** 4

Zutaten:

- 2 mittelgroße Hokkaido-Kürbisse, halbiert und entkernt
- 150 g Quinoa
- 300 ml Gemüsebrühe
- 1 rote Zwiebel, fein gewürfelt
- 2 Knoblauchzehen, fein gehackt
- 100 g Feta, gewürfelt
- 50 g getrocknete Tomaten, in Streifen geschnitten
- 50 g Pinienkerne, geröstet
- 2 EL Olivenöl
- Salz und Pfeffer nach Geschmack
- Frische Kräuter (z.B. Thymian, Rosmarin), zum Garnieren

Zubereitung:

1. Ofen auf 200°C vorheizen. Kürbishälften mit der Schnittfläche nach oben auf ein mit Backpapier belegtes Backblech legen, mit Olivenöl beträufeln und mit Salz und Pfeffer würzen. Im Ofen ca. 25-30 Minuten backen, bis sie weich sind.

2. Währenddessen Quinoa in Gemüsebrühe nach Packungsanleitung kochen, bis er weich und die Flüssigkeit aufgesogen ist.

3. In einer Pfanne 1 EL Olivenöl erhitzen. Zwiebel und Knoblauch darin glasig dünsten. Quinoa, Feta, getrocknete Tomaten und Pinienkerne hinzufügen. Mit Salz und Pfeffer abschmecken.

4. Die Quinoa-Mischung in die gebackenen Kürbishälften füllen.

5. Vor dem Servieren mit frischen Kräutern garnieren.

Nährwerte (pro Portion):

- Kalorien: ca. 350 kcal
- Fett: 15 g
- Kohlenhydrate: 45 g
- Protein: 12 g

47. Pilzrisotto mit gerösteten Haselnüssen

Zubereitungszeit: 15 Minuten | **Kochzeit:** 25 Minuten | **Portionen:** 4

Zutaten:

- 300 g Risottoreis
- 500 g gemischte Pilze, grob gehackt
- 1 Liter Gemüsebrühe, warm
- 1 Zwiebel, fein gewürfelt
- 2 Knoblauchzehen, fein gehackt
- 100 ml Weißwein
- 50 g Haselnüsse, geröstet und grob gehackt
- 2 EL Olivenöl
- 50 g Parmesan, gerieben
- Salz und Pfeffer nach Geschmack
- Frischer Thymian, zum Garnieren

Zubereitung:

1. In einem großen Topf Olivenöl erhitzen und Zwiebel sowie Knoblauch glasig dünsten.
2. Pilze hinzufügen und braten, bis sie Wasser lassen und dieses verdunstet ist.
3. Risottoreis hinzugeben und kurz mitdünsten, bis er glasig ist.
4. Mit Weißwein ablöschen und einkochen lassen.
5. Nach und nach heiße Gemüsebrühe hinzufügen, ständig rühren, bis der Reis cremig und al dente ist.
6. Parmesan einrühren, mit Salz und Pfeffer abschmecken.
7. Vor dem Servieren mit gerösteten Haselnüssen und frischem Thymian garnieren.

Nährwerte (pro Portion):

- Kalorien: ca. 450 kcal
- Fett: 15 g

- Kohlenhydrate: 65 g

- Protein: 15 g

48.   **Spinat-Feta-Pfannkuchen mit Tomatensauce**

Zubereitungszeit: 20 Minuten | **Kochzeit:** 30 Minuten | **Portionen:** 4

Zutaten:

- Für die Pfannkuchen:

    - 200 g Mehl

    - 300 ml Milch

    - 2 Eier

    - 200 g frischer Spinat, blanchiert und gehackt

    - 100 g Feta, zerkrümelt

    - Salz und Pfeffer

- Für die Tomatensauce:

    - 400 g passierte Tomaten

    - 1 Zwiebel, fein gewürfelt

    - 2 Knoblauchzehen, fein gehackt

    - 2 EL Olivenöl

    - Salz, Pfeffer, Basilikum

Zubereitung:

1. Für die Pfannkuchen alle Zutaten bis auf Spinat und Feta zu einem glatten Teig verrühren. Dann Spinat und Feta unterheben.

2. In einer Pfanne etwas Öl erhitzen und nacheinander dünne Pfannkuchen ausbacken.

3. Für die Sauce Zwiebel und Knoblauch in Olivenöl andünsten. Passierte Tomaten hinzufügen und mit Salz, Pfeffer und Basilikum würzen. 15 Minuten köcheln lassen.

4. Pfannkuchen mit Tomatensauce servieren.

Nährwerte (pro Portion):

- Kalorien: ca. 400 kcal

- Fett: 20 g

- Kohlenhydrate: 40 g

- Protein: 18 g

Zubereitungszeit: 15 Minuten | **Kochzeit:** 40 Minuten | **Portionen:** 4

Zutaten:

- 1 Aubergine, in Würfel geschnitten
- 2 Zucchini, in Würfel geschnitten
- 2 rote Paprika, in Streifen geschnitten
- 1 große Zwiebel, gehackt
- 3 Knoblauchzehen, gehackt
- 400 g gehackte Tomaten (Dose)
- 2 EL Olivenöl
- Frische Kräuter (Thymian, Rosmarin, Basilikum), gehackt
- Salz und Pfeffer

Zubereitung:

1. Olivenöl in einem großen Topf erhitzen. Zwiebel und Knoblauch anschwitzen.
2. Aubergine, Zucchini und Paprika hinzufügen, 5 Minuten anbraten.
3. Gehackte Tomaten und Kräuter unterrühren. Mit Salz und Pfeffer würzen.
4. Bei niedriger Hitze 35 Minuten schmoren lassen. Gelegentlich umrühren.
5. Mit frischen Kräutern garniert servieren.

Nährwerte (pro Portion):

- Kalorien: ca. 150 kcal
- Fett: 7 g
- Kohlenhydrate: 20 g
- Protein: 4 g

Zubereitungszeit: 10 Minuten | **Kochzeit:** 20 Minuten | **Portionen:** 4

Zutaten:

- 4 Seeteufelfilets (je 150 g)
- 2 Zucchini, in Scheiben geschnitten
- 1 Aubergine, in Würfel geschnitten
- 200 g Kirschtomaten, halbiert
- 2 EL Olivenöl

- Saft von 1 Zitrone

- Salz und Pfeffer

- Frische Petersilie, gehackt

Zubereitung:

1. Olivenöl in einer Pfanne erhitzen. Seeteufelfilets von beiden Seiten je 3-4 Minuten braten. Mit Zitronensaft, Salz und Pfeffer würzen.

2. In einer zweiten Pfanne Zucchini und Aubergine anbraten, bis sie leicht gebräunt sind.

3. Kirschtomaten hinzufügen, kurz mitbraten. Mit Salz und Pfeffer abschmecken.

4. Gemüse auf Tellern anrichten, Seeteufelfilets darauflegen. Mit Petersilie garnieren.

Nährwerte (pro Portion):

- Kalorien: ca. 250 kcal

- Fett: 10 g

- Kohlenhydrate: 10 g

- Protein: 30 g

51.	Vegane Kürbissuppe mit Kokosmilch

Zubereitungszeit: 10 Minuten | **Kochzeit:** 20 Minuten | **Portionen:** 4

Zutaten:

- 500 g Kürbis, gewürfelt

- 400 ml Kokosmilch

- 500 ml Gemüsebrühe

- 1 Zwiebel, gewürfelt

- 2 Knoblauchzehen, fein gehackt

- 1 TL Currypulver

- 1 TL Ingwer, gerieben

- Salz und Pfeffer nach Geschmack

- Kürbiskerne zum Garnieren

Zubereitung:

1. Zwiebel und Knoblauch in einem Topf mit etwas Öl anschwitzen.

2. Kürbis, Currypulver und Ingwer hinzufügen, kurz anbraten.

3. Mit Kokosmilch und Gemüsebrühe ablöschen, köcheln lassen, bis der Kürbis weich ist.

4. Suppe pürieren, mit Salz und Pfeffer abschmecken.

5. Mit Kürbiskernen servieren.

Nährwerte (pro Portion):

- Kalorien: ca. 250 kcal
- Fett: 18 g
- Kohlenhydrate: 20 g
- Protein: 5 g

52. Lachsfilet auf Linsenbett mit Spinat

Zubereitungszeit: 15 Minuten | **Kochzeit:** 25 Minuten | **Portionen:** 4

Zutaten:

- 4 Lachsfilets (je 150 g)
- 200 g grüne Linsen
- 200 g frischer Spinat
- 1 Zwiebel, gewürfelt
- 2 Knoblauchzehen, fein gehackt
- 1 EL Olivenöl
- Salz und Pfeffer nach Geschmack
- Zitronenspalten zum Servieren

Zubereitung:

1. Linsen nach Anleitung kochen, beiseitestellen.
2. Zwiebel und Knoblauch in Olivenöl dünsten, Spinat hinzufügen, bis er zusammenfällt.
3. Lachsfilets salzen, pfeffern und in einer Pfanne von jeder Seite 3-4 Minuten braten.
4. Lachs auf Linsen und Spinat servieren, mit Zitronenspalten garnieren.

Nährwerte (pro Portion):

- Kalorien: ca. 350 kcal
- Fett: 15 g
- Kohlenhydrate: 20 g
- Protein: 35 g

53. Geröstete Paprika gefüllt mit Bulgur und Gemüse

Zubereitungszeit: 20 Minuten | **Kochzeit:** 20 Minuten | **Portionen:** 4

Zutaten:

- 4 große rote Paprika
- 150 g Bulgur
- 200 g gemischtes Gemüse (Zucchini, Karotten), gewürfelt
- 1 Zwiebel, gewürfelt
- 2 Knoblauchzehen, fein gehackt
- 2 EL Olivenöl
- 50 g Feta, zerkrümelt
- Salz und Pfeffer nach Geschmack
- Frische Kräuter zum Garnieren

Zubereitung:

1. Paprika halbieren, entkernen, im Ofen bei 200°C ca. 10 Minuten vorbacken.
2. Bulgur nach Anleitung kochen, beiseitestellen.
3. Zwiebel, Knoblauch und Gemüse in Olivenöl dünsten, mit Bulgur mischen.
4. Mischung in Paprikahälften füllen, mit Feta bestreuen.
5. Bei 200°C weitere 10 Minuten backen, mit Kräutern servieren.

Nährwerte (pro Portion):

- Kalorien: ca. 300 kcal
- Fett: 10 g
- Kohlenhydrate: 40 g
- Protein: 10 g

54. Kabeljau in Pergament mit Zitronen-Butter-Sauce

Zubereitungszeit: 10 Minuten | **Kochzeit:** 15 Minuten | **Portionen:** 4

Zutaten:

- 4 Kabeljaufilets (je 150 g)
- 2 Zitronen, in Scheiben
- 4 EL Butter
- Salz und Pfeffer nach Geschmack
- Frische Dillzweige

Zubereitung:

1. Jedes Filet auf ein Stück Pergamentpapier legen, mit Zitronenscheiben und einem EL Butter belegen.

2. Pergamentpapier zu Paketen verschließen, auf ein Backblech legen.

3. Im Ofen bei 200°C ca. 15 Minuten garen.

4. Mit frischem Dill servieren.

Nährwerte (pro Portion):

- Kalorien: ca. 220 kcal
- Fett: 12 g
- Kohlenhydrate: 2 g
- Protein: 25 g

55. Vegetarische Moussaka mit Linsen

Zubereitungszeit: 25 Minuten | **Kochzeit:** 45 Minuten | **Portionen:** 6

Zutaten:

- 200 g grüne Linsen, gekocht
- 2 Auberginen, in Scheiben
- 2 Kartoffeln, in Scheiben
- 400 g passierte Tomaten
- 1 Zwiebel, gewürfelt
- 2 Knoblauchzehen, fein gehackt
- 1 TL Zimt
- 100 g geriebener Käse
- 2 EL Olivenöl
- Salz und Pfeffer nach Geschmack
- Bechamelsauce:
    - 2 EL Butter
    - 2 EL Mehl
    - 500 ml Milch
    - Salz, Pfeffer, Muskat

Zubereitung:

1. Auberginen- und Kartoffelscheiben salzen, auf Küchenpapier legen, 15 Min. ziehen lassen.

2. In einer Pfanne Zwiebel, Knoblauch, Linsen, Tomaten, Zimt dünsten, mit Salz, Pfeffer würzen.

3. Auberginen, Kartoffeln in Olivenöl beidseitig anbraten.

4. Schichtweise in eine Auflaufform geben: Kartoffeln, Linsenmischung, Auberginen. Mit Käse bestreuen.

5. Für Bechamelsauce Butter, Mehl verrühren, Milch langsam einrühren, bis Sauce dick wird. Über Moussaka gießen.

6. Bei 180°C 45 Minuten backen.

Nährwerte (pro Portion):

- Kalorien: ca. 350 kcal
- Fett: 15 g
- Kohlenhydrate: 40 g
- Protein: 15 g

56. Spargelrisotto mit Ziegenkäse

Zubereitungszeit: 10 Minuten | **Kochzeit:** 25 Minuten | **Portionen:** 4

Zutaten:

- 300 g Risottoreis
- 500 g grüner Spargel, in Stücke geschnitten
- 1 Zwiebel, fein gehackt
- 2 Knoblauchzehen, fein gehackt
- 1 Liter Gemüsebrühe
- 100 g Ziegenkäse, zerbröckelt
- 50 ml Weißwein
- 2 EL Olivenöl
- Salz und Pfeffer nach Geschmack

Zubereitung:

1. Olivenöl in einem Topf erhitzen. Zwiebel und Knoblauch glasig dünsten.

2. Risottoreis hinzufügen und kurz mitdünsten, bis er glasig wird.

3. Mit Weißwein ablöschen. Nach und nach Gemüsebrühe hinzugeben, ständig rühren.

4. Nach 15 Minuten Spargel hinzufügen, weiterköcheln lassen.

5. Zum Schluss Ziegenkäse unterrühren, mit Salz und Pfeffer abschmecken.

Nährwerte (pro Portion):

- Kalorien: ca. 380 kcal

- Fett: 12 g

- Kohlenhydrate: 52 g

- Protein: 15 g

<table><tr><td>57.</td><td>Gebackene Süßkartoffeln mit Guacamole</td></tr></table>

Zubereitungszeit: 10 Minuten | **Kochzeit:** 45 Minuten | **Portionen:** 4

Zutaten:

- 4 mittelgroße Süßkartoffeln

- 2 reife Avocados

- 1 Tomate, gewürfelt

- 1 kleine rote Zwiebel, fein gehackt

- Saft von 1 Limette

- Frischer Koriander, gehackt

- Salz und Pfeffer nach Geschmack

Zubereitung:

1. Süßkartoffeln gründlich waschen, mit einer Gabel mehrmals einstechen und bei 200°C ca. 45 Minuten backen.

2. Für die Guacamole Avocados zerdrücken, Tomate, Zwiebel, Limettensaft, Koriander, Salz und Pfeffer hinzufügen und gut vermischen.

3. Süßkartoffeln längs aufschneiden und mit Guacamole füllen.

Nährwerte (pro Portion):

- Kalorien: ca. 300 kcal

- Fett: 15 g

- Kohlenhydrate: 40 g

- Protein: 5 g

Zubereitungszeit: 10 Minuten | **Kochzeit:** 20 Minuten | **Portionen:** 4

Zutaten:

- 4 Hähnchenbrustfilets
- 400 g Brokkoli, in Röschen
- 50 g Mandeln, gehackt
- 2 EL Olivenöl
- Salz und Pfeffer nach Geschmack

Zubereitung:

1. Hähnchenbrustfilets mit Salz und Pfeffer würzen und in Olivenöl von beiden Seiten je 5-7 Minuten braten.
2. Brokkoli in Salzwasser 5 Minuten blanchieren.
3. Mandeln in einer trockenen Pfanne leicht rösten.
4. Hähnchen mit Brokkoli und Mandeln servieren.

Nährwerte (pro Portion):

- Kalorien: ca. 350 kcal
- Fett: 18 g
- Kohlenhydrate: 10 g
- Protein: 35 g

Zubereitungszeit: 15 Minuten | **Kochzeit:** 20 Minuten | **Portionen:** 4

Zutaten:

- 2 große Zucchini, längs halbiert und ausgehöhlt
- 150 g Quinoa, gekocht
- 100 g Feta, zerbröckelt
- 1 rote Paprika, gewürfelt
- 1 kleine rote Zwiebel, fein gehackt
- 2 EL Olivenöl
- Salz und Pfeffer nach Geschmack
- Frische Kräuter zum Garnieren

Zubereitung:

1. Zucchini mit Olivenöl bestreichen, salzen, pfeffern und bei 200°C ca. 10 Minuten vorbacken.

2. Quinoa mit Feta, Paprika und Zwiebel mischen, in die Zucchiniboote füllen.

3. Weitere 10 Minuten backen, mit frischen Kräutern garnieren.

Nährwerte (pro Portion):

- Kalorien: ca. 250 kcal
- Fett: 12 g
- Kohlenhydrate: 25 g
- Protein: 10 g

60.   Thunfischsteak mit Mangosalsa

Zubereitungszeit: 15 Minuten | **Kochzeit:** 6 Minuten | **Portionen:** 4

Zutaten:

- 4 Thunfischsteaks (je 150 g)
- 1 reife Mango, gewürfelt
- 1 rote Zwiebel, fein gewürfelt
- 1 Jalapeño, entkernt und fein gehackt
- Saft von 1 Limette
- 2 EL Koriander, gehackt
- 2 EL Olivenöl
- Salz und Pfeffer nach Geschmack

Zubereitung:

1. Für die Salsa Mango, Zwiebel, Jalapeño, Limettensaft und Koriander vermischen. Mit Salz abschmecken.

2. Thunfischsteaks mit Olivenöl bestreichen, salzen, pfeffern und je Seite ca. 3 Minuten grillen.

3. Steaks mit Mangosalsa servieren.

Nährwerte (pro Portion):

- Kalorien: ca. 300 kcal
- Fett: 10 g
- Kohlenhydrate: 15 g
- Protein: 35 g

61.   **Geröstete Edamame mit Meersalz**

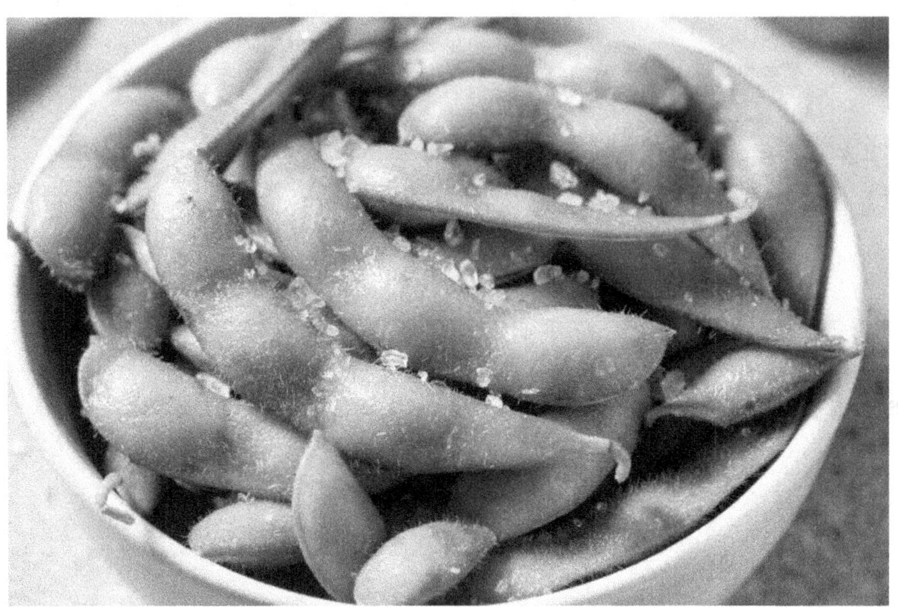

Zubereitungszeit: 5 Minuten | **Kochzeit:** 20 Minuten | **Portionen:** 4

Zutaten:

- 400 g Edamame (gefroren, in Schoten)
- 1 EL Olivenöl
- 1 TL Meersalz

Zubereitung:

1. Ofen auf 200°C vorheizen.
2. Edamame mit Olivenöl mischen und auf einem Backblech verteilen.
3. 20 Minuten rösten, bis sie leicht knusprig sind.
4. Mit Meersalz bestreuen und servieren.

Nährwerte (pro Portion):

- Kalorien: ca. 150 kcal
- Fett: 8 g
- Kohlenhydrate: 10 g
- Protein: 12 g

Zubereitungszeit: 10 Minuten | **Kochzeit:** 0 Minuten | **Portionen:** 4

Zutaten:

- 4 große Karotten, geschält und in Sticks geschnitten
- 200 g Hummus

Zubereitung:

1. Karottensticks auf einem Teller anrichten.
2. Mit Hummus als Dip servieren.

Nährwerte (pro Portion):

- Kalorien: ca. 180 kcal
- Fett: 9 g
- Kohlenhydrate: 20 g
- Protein: 6 g

63.   **Apfelscheiben mit Mandelbutter**

Zubereitungszeit: 5 Minuten | **Kochzeit:** 0 Minuten | **Portionen:** 4

Zutaten:

- 2 große Äpfel, in Scheiben geschnitten
- 4 EL Mandelbutter

Zubereitung:

1. Apfelscheiben auf einem Teller anrichten.
2. Jede Scheibe mit Mandelbutter bestreichen und servieren.

Nährwerte (pro Portion):

- Kalorien: ca. 200 kcal
- Fett: 12 g
- Kohlenhydrate: 20 g
- Protein: 4 g

Zubereitungszeit: 15 Minuten | **Kochzeit:** 0 Minuten | **Portionen:** 4

Zutaten:

- 1 große Gurke, in dünne Streifen geschnitten
- 100 g Frischkäse
- 100 g Räucherlachs, in Streifen geschnitten
- Dill zum Garnieren

Zubereitung:

1. Gurkenstreifen mit Frischkäse bestreichen.
2. Lachs darauflegen und vorsichtig aufrollen.
3. Mit Dill garnieren und servieren.

Nährwerte (pro Portion):

- Kalorien: ca. 150 kcal
- Fett: 9 g
- Kohlenhydrate: 3 g
- Protein: 12 g

| 65. | Gemüsechips aus Roter Bete und Süßkartoffel |

Zubereitungszeit: 15 Minuten | **Kochzeit:** 25 Minuten | **Portionen:** 4

Zutaten:

- 2 Rote Bete, dünn geschnitten
- 2 Süßkartoffeln, dünn geschnitten
- 2 EL Olivenöl
- Salz nach Geschmack

Zubereitung:

1. Ofen auf 180°C vorheizen.
2. Rote Bete und Süßkartoffeln mit Olivenöl mischen und auf einem Backblech verteilen.
3. 25 Minuten backen, bis sie knusprig sind.
4. Mit Salz bestreuen und servieren.

Nährwerte (pro Portion):

- Kalorien: ca. 200 kcal
- Fett: 7 g

- Kohlenhydrate: 30 g

- Protein: 3 g

66.   Quinoa-Energiebällchen

Zubereitungszeit: 15 Minuten | **Kochzeit:** 0 Minuten | **Portionen:** 12 Bällchen

Zutaten:

- 100 g gekochte Quinoa

- 50 g Haferflocken

- 50 g Erdnussbutter

- 2 EL Honig

- 30 g gehackte dunkle Schokolade

- 1 Prise Salz

Zubereitung:

1. Alle Zutaten in einer Schüssel gut vermischen.

2. Die Mischung zu kleinen Bällchen formen.

3. Im Kühlschrank 1 Stunde fest werden lassen, dann servieren.

Nährwerte (pro Bällchen):

- Kalorien: ca. 80 kcal

- Fett: 4 g

- Kohlenhydrate: 10 g

- Protein: 2 g

67.   Avocado-Schokoladen-Mousse

Zubereitungszeit: 10 Minuten | **Kochzeit:** 0 Minuten | **Portionen:** 4

Zutaten:

- 2 reife Avocados

- 4 EL Kakaopulver

- 3 EL Honig

- 1 TL Vanilleextrakt

- Eine Prise Salz

Zubereitung:

1. Avocados halbieren, entkernen und das Fruchtfleisch herauslösen.

2. Avocado mit Kakaopulver, Honig, Vanilleextrakt und Salz in einem Mixer cremig rühren.

3. In Schälchen füllen und kalt servieren.

Nährwerte (pro Portion):

- Kalorien: ca. 250 kcal
- Fett: 15 g
- Kohlenhydrate: 30 g
- Protein: 4 g

68.   Nussriegel mit Trockenfrüchten

Zubereitungszeit: 15 Minuten | **Kochzeit:** 0 Minuten | **Abkühlzeit:** 2 Stunden | **Portionen:** 8 Riegel

Zutaten:

- 100 g gemischte Nüsse
- 50 g getrocknete Cranberries
- 50 g getrocknete Aprikosen, klein geschnitten
- 2 EL Honig
- 1 EL Kokosöl

Zubereitung:

1. Nüsse, Cranberries und Aprikosen in einer Schüssel mischen.

2. Honig und Kokosöl in einem Topf schmelzen, über die Nussmischung gießen und gut vermengen.

3. Die Masse in eine Form drücken und im Kühlschrank fest werden lassen.

4. In Riegel schneiden und servieren.

Nährwerte (pro Riegel):

- Kalorien: ca. 150 kcal
- Fett: 9 g
- Kohlenhydrate: 15 g
- Protein: 3 g

Zubereitungszeit: 5 Minuten | **Kochzeit:** 20 Minuten | **Portionen:** 4

Zutaten:

- 400 g Kichererbsen (Dose), abgespült und getrocknet
- 1 EL Olivenöl
- 1 TL Paprikapulver
- Salz nach Geschmack

Zubereitung:

1. Kichererbsen mit Olivenöl und Gewürzen mischen.
2. Auf einem Backblech verteilen und bei 200°C knusprig backen.
3. Abkühlen lassen und servieren.

Nährwerte (pro Portion):

- Kalorien: ca. 180 kcal
- Fett: 4 g
- Kohlenhydrate: 27 g
- Protein: 9 g

| 70. | Gefrorene Joghurtbeeren |

Zubereitungszeit: 10 Minuten | **Gefrierzeit:** 1 Stunde | **Portionen:** 4

Zutaten:

- 200 g gemischte Beeren (frisch oder gefroren)
- 200 g griechischer Joghurt
- 2 EL Honig

Zubereitung:

1. Beeren mit Joghurt und Honig vorsichtig vermischen.
2. Mit einem Teelöffel kleine Portionen auf ein mit Backpapier belegtes Tablett setzen.
3. Im Gefrierfach fest werden lassen und als kühlen Snack genießen.

Nährwerte (pro Portion):

- Kalorien: ca. 100 kcal
- Fett: 1 g
- Kohlenhydrate: 18 g
- Protein: 5 g

Zubereitungszeit: 15 Minuten | **Kochzeit:** 0 Minuten | **Portionen:** 12 Bites

Zutaten:

- 200 g Datteln, entsteint
- 100 g Mandeln
- 2 EL Kokosöl
- 1 TL Vanilleextrakt
- Eine Prise Salz

Zubereitung:

1. Datteln, Mandeln, Kokosöl, Vanilleextrakt und Salz in einen Mixer geben und zu einer klebrigen Masse verarbeiten.
2. Mit den Händen kleine Bällchen formen.
3. Im Kühlschrank fest werden lassen, dann servieren.

Nährwerte (pro Bite):

- Kalorien: ca. 100 kcal
- Fett: 5 g
- Kohlenhydrate: 12 g
- Protein: 2 g

Zubereitungszeit: 5 Minuten | **Kochzeit:** 0 Minuten | **Portionen:** 2

Zutaten:

- 250 ml Kokoswasser
- 100 g gemischte Beeren (frisch oder gefroren)
- 1 Banane
- 1 EL Chiasamen

Zubereitung:

1. Alle Zutaten in einen Mixer geben und zu einem glatten Smoothie verarbeiten.
2. Sofort servieren.

Nährwerte (pro Portion):

- Kalorien: ca. 150 kcal

- Fett: 2 g

- Kohlenhydrate: 30 g

- Protein: 3 g

73. Gegrillte Pfirsiche mit Ziegenkäse

Zubereitungszeit: 10 Minuten | **Kochzeit:** 5 Minuten | **Portionen:** 4

Zutaten:

- 4 reife Pfirsiche, halbiert und entsteint

- 100 g Ziegenkäse

- 2 EL Honig

- Frische Thymianblätter

Zubereitung:

1. Pfirsichhälften auf dem Grill oder in einer Grillpfanne von jeder Seite ca. 2-3 Minuten grillen.

2. Mit Ziegenkäse füllen, mit Honig beträufeln und Thymian garnieren.

3. Warm servieren.

Nährwerte (pro Portion):

- Kalorien: ca. 150 kcal

- Fett: 6 g

- Kohlenhydrate: 20 g

- Protein: 4 g

74. Geröstete Kürbiskerne mit Tamari

Zubereitungszeit: 5 Minuten | **Kochzeit:** 10 Minuten | **Portionen:** 4

Zutaten:

- 200 g Kürbiskerne

- 2 EL Tamari (oder Sojasauce)

Zubereitung:

1. Kürbiskerne in einer Pfanne ohne Öl bei mittlerer Hitze rösten, bis sie zu knistern beginnen.

2. Tamari hinzufügen, gut umrühren und weitere 2 Minuten rösten, bis die Flüssigkeit verdampft ist.

3. Abkühlen lassen und servieren.

Nährwerte (pro Portion):

- Kalorien: ca. 180 kcal

- Fett: 15 g

- Kohlenhydrate: 3 g

- Protein: 9 g

---

75. Vegane Cashew-Creme mit Kräutern

Zubereitungszeit: 8 Stunden Einweichzeit + 10 Minuten | **Kochzeit:** 0 Minuten | **Portionen:** 4

Zutaten:

- 200 g Cashewnüsse, über Nacht eingeweicht

- 60 ml Wasser

- Saft von 1 Zitrone

- 1 Knoblauchzehe

- 2 EL frische Kräuter (z.B. Petersilie, Schnittlauch)

- Salz und Pfeffer nach Geschmack

Zubereitung:

1. Eingeweichte Cashewnüsse abgießen und mit Wasser, Zitronensaft, Knoblauch und Kräutern in einen Mixer geben.

2. Zu einer glatten Creme verarbeiten, mit Salz und Pfeffer abschmecken.

3. Als Dip oder Aufstrich servieren.

Nährwerte (pro Portion):

- Kalorien: ca. 250 kcal

- Fett: 20 g

- Kohlenhydrate: 12 g

- Protein: 7 g

Zubereitungszeit: 5 Minuten | **Kochzeit:** 0 Minuten | **Portionen:** 4

Zutaten:

- 200 g grüne Oliven, entsteint
- 100 g Feta, gewürfelt
- 2 EL Olivenöl
- 1 TL frischer Thymian, gehackt
- 1 TL frischer Rosmarin, gehackt
- Zeste von 1 Zitrone

Zubereitung:

1. Oliven, Feta, Olivenöl, Thymian, Rosmarin und Zitronenzeste in einer Schüssel vermischen.
2. Mindestens 30 Minuten marinieren lassen, um die Aromen zu entfalten.
3. Kalt servieren.

Nährwerte (pro Portion):

- Kalorien: ca. 150 kcal
- Fett: 15 g
- Kohlenhydrate: 1 g
- Protein: 4 g

Zubereitungszeit: 10 Minuten | **Kochzeit:** 0 Minuten | **Portionen:** 4

Zutaten:

- 500 g Wassermelone, gewürfelt
- 100 g Feta, gewürfelt
- 2 EL frische Minze, gehackt
- 1 EL Olivenöl
- Saft von 1 Limette
- Salz und Pfeffer nach Geschmack

Zubereitung:

1. Wassermelone, Feta und Minze in einer großen Schüssel vermischen.
2. Olivenöl und Limettensaft darüberträufeln, vorsichtig umrühren.
3. Mit Salz und Pfeffer abschmecken, kalt servieren.

Nährwerte (pro Portion):

- Kalorien: ca. 120 kcal
- Fett: 7 g
- Kohlenhydrate: 10 g
- Protein: 4 g

78.   Rohkost-Teller mit Tahini-Dip

Zubereitungszeit: 10 Minuten | **Kochzeit:** 0 Minuten | **Portionen:** 4

Zutaten:

- Verschiedene Rohkost (Karotten, Gurken, Paprika), in Streifen geschnitten
- 100 g Tahini
- 1 Knoblauchzehe, gepresst
- Saft von 1 Zitrone
- Wasser nach Bedarf
- Salz und Pfeffer nach Geschmack

Zubereitung:

1. Tahini, Knoblauch, Zitronensaft in einer Schüssel verrühren. Mit Wasser verdünnen, bis die gewünschte Konsistenz erreicht ist.
2. Mit Salz und Pfeffer abschmecken.
3. Rohkoststreifen zum Eintauchen servieren.

Nährwerte (pro Portion):

- Kalorien: ca. 180 kcal
- Fett: 16 g
- Kohlenhydrate: 8 g
- Protein: 5 g

Zubereitungszeit: 5 Minuten | **Kochzeit:** 0 Minuten | **Portionen:** 4

Zutaten:

- 8 Vollkorn-Cracker
- 1 reife Avocado, zerdrückt
- Saft von 1/2 Zitrone
- Salz und Pfeffer nach Geschmack
- Chili-Flocken (optional)

Zubereitung:

1. Avocado mit Zitronensaft, Salz und Pfeffer vermischen.
2. Die Avocadomischung auf die Cracker streichen.
3. Nach Wunsch mit Chili-Flocken bestreuen, sofort servieren.

Nährwerte (pro Portion):

- Kalorien: ca. 200 kcal
- Fett: 14 g
- Kohlenhydrate: 16 g
- Protein: 4 g

Zubereitungszeit: 5 Minuten | **Kochzeit:** 0 Minuten | **Portionen:** 4

Zutaten:

- 4 Bananen
- 4 EL Erdnussbutter
- 2 EL gehackte Nüsse (nach Wahl)

Zubereitung:

1. Bananen schälen und längs halbieren.
2. Jede Bananenhälfte mit Erdnussbutter bestreichen.
3. Mit gehackten Nüssen bestreuen und aufrollen.
4. In Stücke schneiden und servieren.

Nährwerte (pro Portion):

- Kalorien: ca. 220 kcal
- Fett: 10 g

- Kohlenhydrate: 30 g
- Protein: 5 g

81. Veganes Schokoladenmousse mit Avocado

Zubereitungszeit: 10 Minuten | **Kochzeit:** 0 Minuten | **Portionen:** 4

Zutaten:

- 2 reife Avocados
- 4 EL Kakaopulver, ungesüßt
- 3 EL Ahornsirup
- 1 TL Vanilleextrakt
- Eine Prise Salz
- Frische Beeren für die Dekoration

Zubereitung:

1. Avocados halbieren, entkernen und das Fruchtfleisch in einen Mixer geben.
2. Kakaopulver, Ahornsirup, Vanilleextrakt und eine Prise Salz hinzufügen.
3. Alles zu einer glatten Masse pürieren.
4. Das Mousse in Schälchen füllen und für mindestens 1 Stunde kaltstellen.
5. Vor dem Servieren mit frischen Beeren dekorieren.

Nährwerte (pro Portion):

- Kalorien: ca. 250 kcal
- Fett: 15 g
- Kohlenhydrate: 25 g
- Protein: 4 g

82. Beeren-Tiramisu mit Mascarpone

Zubereitungszeit: 20 Minuten | **Kochzeit:** 0 Minuten | **Portionen:** 4

Zutaten:

- 250 g Mascarpone
- 100 ml Sahne
- 3 EL Zucker
- 200 g gemischte Beeren (Himbeeren, Blaubeeren, Erdbeeren)
- 100 g Löffelbiskuits
- 100 ml starker Kaffee, abgekühlt

- Kakao zum Bestäuben

Zubereitung:

1. Sahne mit Zucker steif schlagen, dann Mascarpone vorsichtig unterheben.
2. Löffelbiskuits kurz in Kaffee tauchen und eine Schicht in eine Form legen.
3. Eine Schicht Mascarponecreme darauf verteilen, dann eine Schicht Beeren.
4. Schichten wiederholen, mit einer Mascarponecremeschicht abschließen.
5. Vor dem Servieren mit Kakao bestäuben und kaltstellen.

Nährwerte (pro Portion):

- Kalorien: ca. 400 kcal
- Fett: 25 g
- Kohlenhydrate: 35 g
- Protein: 6 g

---

83. Apfel-Zimt-Crumble mit Haferflocken

Zubereitungszeit: 15 Minuten | **Kochzeit:** 30 Minuten | **Portionen:** 4

Zutaten:

- 4 Äpfel, geschält und gewürfelt
- 2 TL Zimt
- 150 g Haferflocken
- 100 g brauner Zucker
- 50 g kalte Butter, gewürfelt
- Eine Prise Salz

Zubereitung:

1. Äpfel mit Zimt mischen und in eine Auflaufform geben.
2. Haferflocken, Zucker, Butter und Salz zu Streuseln verkneten und über die Äpfel streuen.
3. Bei 180°C ca. 30 Minuten backen, bis die Oberfläche goldbraun ist.
4. Warm servieren.

Nährwerte (pro Portion):

- Kalorien: ca. 350 kcal
- Fett: 12 g
- Kohlenhydrate: 55 g
- Protein: 5 g

Zubereitungszeit: 15 Minuten | **Kochzeit:** 4 Stunden Kühlzeit | **Portionen:** 4

Zutaten:

- 400 ml Kokosmilch
- 2 TL Agar-Agar
- 3 EL Zucker
- 1 reife Mango, püriert
- 1 TL Vanilleextrakt

Zubereitung:

1. Kokosmilch mit Agar-Agar und Zucker aufkochen, vom Herd nehmen, Vanilleextrakt einrühren.
2. Die Hälfte der Mischung in Gläser füllen, fest werden lassen.
3. Mango pürieren, auf die erstarrte Kokosmilchschicht geben.
4. Mit der restlichen Kokosmilch abschließen, kühlen bis zum Festwerden.
5. Kalt servieren.

Nährwerte (pro Portion):

- Kalorien: ca. 300 kcal
- Fett: 20 g
- Kohlenhydrate: 25 g
- Protein: 2 g

Zubereitungszeit: 10 Minuten | **Kochzeit:** 25 Minuten | **Portionen:** 4

Zutaten:

- 4 reife Birnen, halbiert und entkernt
- 4 EL Honig
- 50 g Walnüsse, gehackt
- 1 TL Zimt
- Ein Schuss Wasser

Zubereitung:

1. Birnenhälften mit der Schnittfläche nach oben in eine Backform legen.
2. Honig, Walnüsse und Zimt mischen, auf den Birnen verteilen.

3. Einen Schuss Wasser in die Form geben, bei 180°C ca. 25 Minuten backen.

4. Warm oder kalt servieren.

Nährwerte (pro Portion):

- Kalorien: ca. 200 kcal

- Fett: 8 g

- Kohlenhydrate: 35 g

- Protein: 2 g

86.   Zitronen-Basilikum-Sorbet

Zubereitungszeit: 10 Minuten (plus Gefrierzeit) | **Kochzeit:** 0 Minuten | **Portionen:** 4

Zutaten:

- Saft von 4 großen Zitronen

- 200 ml Wasser

- 100 g Zucker

- Eine Handvoll frischer Basilikum, fein gehackt

- Zitronenzesten, zum Garnieren

Zubereitung:

1. Wasser und Zucker in einem Topf erhitzen, bis der Zucker vollständig aufgelöst ist. Vom Herd nehmen und abkühlen lassen.

2. Zitronensaft und gehackten Basilikum zum Zuckersirup geben.

3. Die Mischung in eine flache Form geben und für mindestens 4 Stunden oder bis zur gewünschten Konsistenz gefrieren.

4. Vor dem Servieren mit einem Löffel oder Eisportionierer Kugeln formen und mit Zitronenzesten garnieren.

Nährwerte (pro Portion):

- Kalorien: ca. 120 kcal

- Fett: 0 g

- Kohlenhydrate: 30 g

- Protein: 0 g

87. Kirsch-Quark-Auflauf

Zubereitungszeit: 15 Minuten | **Kochzeit:** 45 Minuten | **Portionen:** 4

Zutaten:

- 500 g Quark
- 3 Eier
- 100 g Zucker
- 1 Päckchen Vanillezucker
- 200 g Kirschen (entsteint)
- Puderzucker, zum Bestäuben

Zubereitung:

1. Eier trennen. Eiweiß steif schlagen.
2. Quark, Eigelb, Zucker und Vanillezucker glatt rühren.
3. Eiweiß vorsichtig unter die Quarkmasse heben.
4. Kirschen unterheben und die Masse in eine gefettete Auflaufform geben.
5. Bei 180°C für etwa 45 Minuten backen.
6. Vor dem Servieren mit Puderzucker bestäuben.

Nährwerte (pro Portion):

- Kalorien: ca. 280 kcal
- Fett: 6 g
- Kohlenhydrate: 40 g
- Protein: 18 g

88. Schokoladen-Bananenbrot ohne Zucker

Zubereitungszeit: 15 Minuten | **Kochzeit:** 60 Minuten | **Portionen:** 8

Zutaten:

- 3 reife Bananen
- 200 g Vollkornmehl
- 50 g ungesüßtes Kakaopulver
- 2 TL Backpulver
- 100 ml Milch (oder pflanzliche Alternative)
- 50 g gehackte Walnüsse

Zubereitung:

1. Bananen zerdrücken und mit Milch vermischen.

2. Mehl, Kakaopulver und Backpulver dazugeben und zu einem glatten Teig rühren.

3. Walnüsse unterheben und in eine gefettete Kastenform füllen.

4. Bei 180°C für 60 Minuten backen.

5. Abkühlen lassen vor dem Servieren.

Nährwerte (pro Portion):

- Kalorien: ca. 180 kcal

- Fett: 5 g

- Kohlenhydrate: 30 g

- Protein: 5 g

89.   Pfirsich-Melba mit Himbeersauce

Zubereitungszeit: 20 Minuten | **Kochzeit:** 5 Minuten | **Portionen:** 4

Zutaten:

- 4 reife Pfirsiche, halbiert und entsteint

- 200 g Himbeeren

- 50 g Zucker

- 1 Vanilleschote

- 4 Kugeln Vanilleeis

Zubereitung:

1. Himbeeren mit Zucker und dem Mark der Vanilleschote in einem Topf erhitzen, bis die Beeren zerfallen.

2. Die Sauce durch ein Sieb streichen, um die Kerne zu entfernen.

3. Pfirsiche kurz in kochendes Wasser tauchen, dann in Eiswasser abschrecken und die Haut abziehen.

4. Jede Pfirsichhälfte mit einer Kugel Vanilleeis servieren und mit Himbeersauce übergießen.

Nährwerte (pro Portion):

- Kalorien: ca. 200 kcal

- Fett: 7 g

- Kohlenhydrate: 30 g

- Protein: 3 g

Zubereitungszeit: 10 Minuten | **Kochzeit:** 12 Minuten | **Portionen:** 12 Cookies

Zutaten:

- 200 g Erdnussbutter
- 100 g brauner Zucker
- 100 g Mehl
- 1 TL Backpulver
- 50 ml pflanzliche Milch

Zubereitung:

1. Alle Zutaten in einer Schüssel zu einem Teig vermischen.
2. Mit einem Löffel kleine Teighäufchen auf ein mit Backpapier belegtes Backblech setzen.
3. Bei 180°C für etwa 12 Minuten backen, bis die Ränder golden sind.
4. Abkühlen lassen vor dem Servieren.

Nährwerte (pro Cookie):

- Kalorien: ca. 180 kcal
- Fett: 10 g
- Kohlenhydrate: 20 g
- Protein: 5 g

Zubereitungszeit: 15 Minuten (plus Gefrierzeit) | **Kochzeit:** 0 Minuten | **Portionen:** 4

Zutaten:

- 400 ml Kokosmilch
- 200 g Blaubeeren (frisch oder gefroren)
- 2 EL getrocknete Lavendelblüten
- 3 EL Honig oder Ahornsirup

Zubereitung:

1. Blaubeeren, Kokosmilch, Lavendelblüten und Honig in einen Mixer geben und glatt pürieren.
2. Die Mischung durch ein Sieb streichen, um die Lavendelblüten zu entfernen.
3. In eine gefriergeeignete Form füllen und mindestens 4 Stunden oder über Nacht gefrieren.
4. Vor dem Servieren kurz antauen lassen.

Nährwerte (pro Portion):

- Kalorien: ca. 250 kcal
- Fett: 18 g
- Kohlenhydrate: 20 g
- Protein: 2 g

92. Mandelkuchen mit Orangenblütenwasser

Zubereitungszeit: 10 Minuten | **Kochzeit:** 30 Minuten | **Portionen:** 8

Zutaten:

- 200 g gemahlene Mandeln
- 100 g Zucker
- 4 Eier
- 2 EL Orangenblütenwasser
- 1 TL Backpulver

Zubereitung:

1. Eier und Zucker schaumig schlagen. Orangenblütenwasser hinzufügen.
2. Gemahlene Mandeln und Backpulver unterheben.
3. In eine gefettete Kuchenform füllen und bei 180°C für ca. 30 Minuten backen.
4. Abkühlen lassen und genießen.

Nährwerte (pro Portion):

- Kalorien: ca. 240 kcal
- Fett: 18 g
- Kohlenhydrate: 14 g
- Protein: 8 g

93. Kokosnuss-Reispudding mit Mango

Zubereitungszeit: 5 Minuten | **Kochzeit:** 20 Minuten | **Portionen:** 4

Zutaten:

- 200 g Jasminreis
- 400 ml Kokosmilch
- 200 ml Wasser
- 3 EL Zucker

- 1 reife Mango, gewürfelt

Zubereitung:

1. Reis, Kokosmilch, Wasser und Zucker in einem Topf zum Kochen bringen.

2. Hitze reduzieren und unter gelegentlichem Rühren 20 Minuten köcheln lassen.

3. Abkühlen lassen und mit frischen Mangowürfeln servieren.

Nährwerte (pro Portion):

- Kalorien: ca. 350 kcal
- Fett: 18 g
- Kohlenhydrate: 45 g
- Protein: 5 g

94. Himbeer-Cheesecake im Glas

Zubereitungszeit: 15 Minuten | **Kochzeit:** 0 Minuten | **Portionen:** 4

Zutaten:

- 200 g Frischkäse
- 100 g Joghurt
- 2 EL Zucker
- 200 g Himbeeren
- 100 g zerkrümelte Kekse

Zubereitung:

1. Frischkäse, Joghurt und Zucker glatt rühren.

2. Eine Schicht Kekskrümel in jedes Glas geben, gefolgt von einer Schicht der Frischkäsemasse und Himbeeren.

3. Schichten wiederholen, bis die Gläser gefüllt sind.

4. Kalt stellen und servieren.

Nährwerte (pro Portion):

- Kalorien: ca. 300 kcal
- Fett: 15 g
- Kohlenhydrate: 35 g
- Protein: 6 g

95.   Schokoladen-Avocado-Kuchen

Zubereitungszeit: 15 Minuten | **Kochzeit:** 30 Minuten | **Portionen:** 8

Zutaten:

- 2 reife Avocados
- 200 g Mehl
- 50 g Kakaopulver
- 100 g Zucker
- 2 TL Backpulver
- 200 ml Milch (oder pflanzliche Alternative)

Zubereitung:

1. Avocados pürieren und mit Milch vermischen.
2. Mehl, Kakaopulver, Zucker und Backpulver dazugeben und zu einem glatten Teig verrühren.
3. In eine gefettete Backform füllen und bei 180°C für ca. 30 Minuten backen.
4. Abkühlen lassen vor dem Servieren.

Nährwerte (pro Portion):

- Kalorien: ca. 280 kcal
- Fett: 14 g
- Kohlenhydrate: 35 g
- Protein: 5 g

96.   Aprikosen-Tarte mit Mandelcreme

Zubereitungszeit: 20 Minuten | **Kochzeit:** 30 Minuten | **Portionen:** 8

Zutaten:

- 1 fertiger Mürbeteigboden
- 200 g Aprikosen, halbiert und entsteint
- 100 g gemahlene Mandeln
- 100 ml Sahne
- 2 Eier
- 75 g Zucker
- 1 TL Vanilleextrakt

Zubereitung:

1. Mürbeteig in eine Tarteform geben und mit Aprikosen belegen.

2. Sahne, Eier, Zucker, gemahlene Mandeln und Vanilleextrakt zu einer glatten Masse verrühren.

3. Die Mandelcreme über die Aprikosen gießen.

4. Bei 180°C für ca. 30 Minuten backen, bis die Füllung fest und goldbraun ist.

5. Abkühlen lassen und genießen.

Nährwerte (pro Portion):

- Kalorien: ca. 250 kcal

- Fett: 15 g

- Kohlenhydrate: 25 g

- Protein: 5 g

97. Granatapfel-Joghurt-Dessert mit Pistazien

Zubereitungszeit: 10 Minuten | **Kochzeit:** 0 Minuten | **Portionen:** 4

Zutaten:

- 500 g griechischer Joghurt

- Kerne von 1 Granatapfel

- 50 g Pistazien, gehackt

- 2 EL Honig

Zubereitung:

1. Griechischen Joghurt auf vier Schüsseln verteilen.

2. Mit Granatapfelkernen und gehackten Pistazien bestreuen.

3. Mit Honig beträufeln und sofort servieren.

Nährwerte (pro Portion):

- Kalorien: ca. 200 kcal

- Fett: 10 g

- Kohlenhydrate: 18 g

- Protein: 10 g

98. Vegane Schokoladentrüffel

Zubereitungszeit: 15 Minuten (plus Kühlzeit) | **Kochzeit:** 0 Minuten | **Portionen:** 12 Trüffel

Zutaten:

- 200 g dunkle Schokolade (vegan), geschmolzen
- 100 ml Kokosmilch
- 1 TL Vanilleextrakt
- Kakaopulver zum Wälzen

Zubereitung:

1. Geschmolzene Schokolade mit Kokosmilch und Vanilleextrakt glatt rühren.
2. Die Mischung kühlen, bis sie formbar ist.
3. Kleine Kugeln formen und in Kakaopulver wälzen.
4. Bis zum Servieren kalt stellen.

Nährwerte (pro Portion):

- Kalorien: ca. 150 kcal
- Fett: 10 g
- Kohlenhydrate: 12 g
- Protein: 2 g

99. Erdbeer-Rhabarber-Crumble

Zubereitungszeit: 15 Minuten | **Kochzeit:** 30 Minuten | **Portionen:** 6

Zutaten:

- 200 g Erdbeeren, geviertelt
- 200 g Rhabarber, in Stücke geschnitten
- 100 g Zucker
- 150 g Mehl
- 75 g kalte Butter, gewürfelt
- Eine Prise Zimt

Zubereitung:

1. Erdbeeren und Rhabarber mit der Hälfte des Zuckers mischen und in eine Auflaufform geben.
2. Mehl, restlichen Zucker, Butter und Zimt zu Streuseln verarbeiten und über die Fruchtmischung streuen.

3. Bei 180°C für ca. 30 Minuten backen, bis die Oberfläche goldbraun ist.

4. Warm oder kalt servieren.

Nährwerte (pro Portion):

- Kalorien: ca. 300 kcal
- Fett: 12 g
- Kohlenhydrate: 45 g
- Protein: 4 g

100. Gewürzter Kürbiskuchen mit Ahornsirup

Zubereitungszeit: 20 Minuten | **Kochzeit:** 60 Minuten | **Portionen:** 8

Zutaten:

- 200 g Kürbispüree
- 100 ml Ahornsirup
- 3 Eier
- 200 g Mehl
- 1 TL Backpulver
- 1 TL Zimt
- ½ TL Muskat
- ¼ TL Nelken
- 100 g Butter, geschmolzen

Zubereitung:

1. Kürbispüree, Ahornsirup und Eier verrühren.

2. Mehl, Backpulver, Zimt, Muskat und Nelken hinzufügen.

3. Geschmolzene Butter einrühren, bis ein glatter Teig entsteht.

4. In eine gefettete Kuchenform füllen und bei 180°C für ca. 60 Minuten backen.

5. Abkühlen lassen und genießen.

Nährwerte (pro Portion):

- Kalorien: ca. 280 kcal
- Fett: 12 g
- Kohlenhydrate: 40 g
- Protein: 5 g

Kapitel 5: Leben mit einer entzündungshemmenden Ernährung

Änderungen des Lebensstils einbeziehen

Das Leben mit einer entzündungshemmenden Diät stellt nicht nur eine Änderung der Essgewohnheiten dar, sondern erfordert auch eine ganzheitliche Anpassung des Lebensstils. Diese umfassende Herangehensweise beinhaltet eine harmonische Balance zwischen Ernährung, körperlicher Aktivität, Stressmanagement und ausreichendem Schlaf. Jedes dieser Elemente spielt eine Schlüsselrolle in der Unterstützung des Körpers, Entzündungen zu reduzieren und das Wohlbefinden zu fördern.

Beginnen wir mit der körperlichen Aktivität. Regelmäßige Bewegung ist ein Eckpfeiler der Gesundheit und ein mächtiger Verbündeter im Kampf gegen Entzündungen. Es geht nicht darum, sich zu extremer Anstrengung zu zwingen, sondern vielmehr darum, eine Form der Bewegung zu finden, die Freude bereitet und konsequent in den Alltag integriert werden kann. Sei es ein täglicher Spaziergang in der Natur, Yoga, das nicht nur den Körper, sondern auch den Geist beruhigt, oder Schwimmen, das die Gelenke schont – die Auswahl sollte auf persönlichen Vorlieben und körperlichen Bedingungen basieren. Der Schlüssel liegt in der Regelmäßigkeit und der Freude an der Bewegung selbst. Durch die Freisetzung von Endorphinen, oft als Glückshormone bezeichnet, wirkt körperliche Aktivität entzündungshemmend und stimmungsaufhellend.

Gleichzeitig kann kein Gesundheitsprogramm vollständig sein ohne ein effektives Stressmanagement. In unserer hektischen Welt ist Stress ein konstanter Begleiter, doch seine Auswirkungen auf den Körper, insbesondere auf das Entzündungsgeschehen, sind nicht zu unterschätzen. Techniken zur Stressreduktion sind vielfältig und individuell. Sie reichen von tiefer Atmung, Meditation und Achtsamkeitsübungen bis hin zu kreativen Ausdrucksformen wie Malen oder Schreiben. Die Fähigkeit, Stress effektiv zu managen, stärkt das Immunsystem und unterstützt den Körper dabei, in einem Zustand des Gleichgewichts zu bleiben.

Ein weiterer unverzichtbarer Aspekt ist der Schlaf. Guter Schlaf ist ebenso wichtig wie Ernährung und Bewegung. Während des Schlafs durchläuft der Körper Reparatur- und Regenerationsprozesse, die entscheidend für die Bekämpfung von Entzündungen sind. Eine angemessene Schlafdauer und -qualität zu gewährleisten, ist daher essentiell. Das bedeutet, einen regelmäßigen Schlaf-Wach-Rhythmus zu etablieren, eine schlaffördernde Umgebung zu schaffen und störende Elemente wie elektronische Geräte vor dem Schlafengehen zu vermeiden.

Die Integration dieser Lebensstiländerungen in den Alltag mag zunächst herausfordernd erscheinen, doch die Vorteile für Gesundheit und Wohlbefinden sind unermesslich. Es geht nicht darum, von heute auf morgen alles zu verändern, sondern kleine, nachhaltige Anpassungen vorzunehmen, die sich positiv auf das Leben auswirken. Das Ziel ist es, einen Zustand zu erreichen, in dem der Körper optimal funktionieren kann, frei von den Belastungen durch chronische Entzündungen.

Durch die Verbindung dieser Aspekte – einer ausgewogenen, entzündungshemmenden Ernährung, regelmäßiger Bewegung, effektivem Stressmanagement und ausreichendem Schlaf – schaffen wir eine solide Grundlage für langfristige Gesundheit und Vitalität. Es ist ein ganzheitlicher Ansatz, der den Körper nicht nur nährt, sondern auch pflegt und schützt. Es ist eine Reise, die Geduld und Hingabe erfordert, aber die Belohnungen sind ein Leben voller Energie, Gesundheit und Wohlbefinden.

Körperliche Aktivität, Stressmanagement, Schlaf

Im Rahmen eines entzündungshemmenden Lebensstils nimmt die Bedeutung von körperlicher Aktivität, Stressmanagement und ausreichendem Schlaf eine zentrale Rolle ein.

Die regelmäßige Einbindung von Bewegung in den Alltag kann vielfältige positive Auswirkungen haben. Es verbessert nicht nur die Herz-Kreislauf-Gesundheit und die Muskelkraft, sondern fördert auch die Durchblutung und hilft bei der Reduzierung von Stresshormonen. Darüber hinaus kann körperliche Aktivität die Qualität des Schlafs verbessern, was wiederum einen direkten Einfluss auf das Wohlbefinden und die Entzündungswerte im Körper hat. Eine ausgewogene Mischung aus Ausdauer- und Krafttraining, ergänzt durch Flexibilitäts- und Gleichgewichtsübungen, kann den Körper optimal unterstützen. Es ist jedoch wichtig, dass jede Aktivität an die individuellen Fähigkeiten und Vorlieben angepasst wird, um Überlastungen zu vermeiden und Freude an der Bewegung zu gewährleisten.

Stressmanagement ist ein weiterer kritischer Faktor im Kampf gegen Entzündungen. Chronischer Stress kann das Immunsystem schwächen und Entzündungsprozesse im Körper verstärken. Techniken zur Stressreduktion, wie Meditation, Achtsamkeitsübungen oder auch kreative Hobbys, können dabei helfen, den Geist zu beruhigen und die Produktion von Stresshormonen zu reduzieren. Regelmäßige Entspannungsübungen tragen dazu bei, eine innere Balance zu finden und das allgemeine Wohlbefinden zu fördern.

Die Qualität und Dauer des Schlafs spielen eine wesentliche Rolle in der Regulation von Entzündungsprozessen. Während des Schlafs durchläuft der Körper wichtige Regenerationsprozesse, die das Immunsystem stärken und zur Heilung beitragen. Eine unzureichende Schlafqualität hingegen kann zu einem Anstieg von Entzündungsmarkern führen und das Risiko für zahlreiche Gesundheitsprobleme erhöhen. Maßnahmen zur Förderung eines erholsamen Schlafs umfassen die Schaffung einer ruhigen Schlafumgebung, die Einhaltung regelmäßiger Schlafzeiten und das Vermeiden von stimulierenden Aktivitäten vor dem Zubettgehen.

Die Integration dieser drei Schlüsselelemente – Bewegung, Stressbewältigung und Schlaf – in den täglichen Lebensstil bildet das Fundament für ein Leben frei von chronischen Entzündungen. Indem man bewusste Entscheidungen trifft, die das körperliche und seelische Gleichgewicht fördern, kann man aktiv zur eigenen Gesundheit und zum allgemeinen Wohlbefinden beitragen. Es ist ein Prozess des Lernens und Anpassens, der es ermöglicht, mit Freude und Vitalität ein entzündungshemmendes Leben zu führen.

Überwachung Ihrer Fortschritte

Nachdem wir uns mit der Integration von Veränderungen im Lebensstil beschäftigt haben, die eine wesentliche Grundlage für ein Leben mit einer entzündungshemmenden Diät darstellen, ist es ebenso wichtig, den Fortschritt zu überwachen und zu bewerten. Dieser Prozess des Monitorings ist entscheidend, um sicherzustellen, dass die umgesetzten Maßnahmen effektiv zur Verringerung von Entzündungen beitragen und das allgemeine Wohlbefinden verbessern.

Die Überwachung des eigenen Fortschritts kann auf verschiedene Weise erfolgen und sollte sowohl objektive als auch subjektive Bewertungsmethoden umfassen. Objektive Methoden können regelmäßige medizinische Untersuchungen und Bluttests sein, die konkrete Entzündungsmarker im Körper messen. Diese geben Aufschluss darüber, wie effektiv die entzündungshemmende Diät und die Lebensstilanpassungen sind. Es ist hilfreich, diese Werte über die Zeit zu dokumentieren, um Trends zu erkennen und gegebenenfalls Anpassungen vorzunehmen.

Subjektive Methoden zur Überwachung des Fortschritts beziehen sich auf die persönliche Wahrnehmung des eigenen Wohlbefindens. Dazu gehören die Beobachtung von Veränderungen im Energielevel, Schlafqualität, Stimmungsbild und der allgemeinen Lebensqualität. Ein Tagebuch kann ein nützliches Werkzeug sein, um solche Veränderungen festzuhalten und

Reflexionen über das eigene Befinden und die Wirksamkeit der Diät- und Lebensstiländerungen zu ermöglichen.

Des Weiteren ist die regelmäßige Überprüfung der Ernährungsgewohnheiten entscheidend. Eine bewusste Auseinandersetzung mit der eigenen Ernährung hilft, sicherzustellen, dass sie mit den Prinzipien einer entzündungshemmenden Diät im Einklang steht. Dies kann durch die Planung der Mahlzeiten, das Führen eines Ernährungstagebuchs oder die Konsultation eines Ernährungsberaters unterstützt werden.

Die aktive Beteiligung an einer Gemeinschaft oder Gruppe, die sich ebenfalls für eine entzündungshemmende Lebensweise interessiert, kann zusätzliche Motivation und Unterstützung bieten. Der Austausch von Erfahrungen, Rezepten und Tipps mit Gleichgesinnten kann eine wertvolle Ressource sein und das Durchhaltevermögen stärken.

Letztlich ist es wichtig, Geduld mit sich selbst zu haben und zu erkennen, dass Veränderungen Zeit brauchen. Die Überwachung des Fortschritts ist kein Anlass zur Selbstkritik, sondern eine Möglichkeit, sich selbst zu feiern und anzuerkennen, was bereits erreicht wurde. Es geht darum, ein tiefes Verständnis für die Bedürfnisse des eigenen Körpers zu entwickeln und einen Lebensstil zu pflegen, der Gesundheit und Wohlbefinden langfristig unterstützt.

Schlussfolgerung

Zusammenfassung der entzündungshemmenden Lebensweise

Das Konzept eines anti-entzündlichen Lebensstils ist nicht nur eine vorübergehende Modeerscheinung oder eine restriktive Diät, die man für kurze Zeit verfolgt. Es ist vielmehr eine umfassende Lebensphilosophie, die darauf abzielt, das Wohlbefinden zu maximieren, das Risiko chronischer Krankheiten zu minimieren und ein vitales, energiegeladenes Leben zu führen. In diesem abschließenden Kapitel fassen wir die Kernprinzipien zusammen, die einen solchen Lebensstil definieren, und reflektieren darüber, wie sie in den Alltag integriert werden können, um langfristige gesundheitliche Vorteile zu erzielen.

Ein anti-entzündlicher Lebensstil basiert auf der Erkenntnis, dass chronische Entzündungen im Körper eine Schlüsselrolle bei der Entstehung vieler schwerwiegender Gesundheitsprobleme spielen, von Herzkrankheiten und Diabetes bis hin zu Autoimmunerkrankungen und Depressionen. Um diesen Entzündungen entgegenzuwirken, ist eine ganzheitliche Betrachtung des eigenen Lebens notwendig, die Ernährung, körperliche Aktivität, Stressmanagement und ausreichenden Schlaf umfasst.

Ernährung spielt dabei eine zentrale Rolle. Eine ausgewogene Zufuhr von nährstoffreichen Lebensmitteln, die reich an Antioxidantien, Omega-3-Fettsäuren und Ballaststoffen sind, kann den Körper dabei unterstützen, Entzündungen zu bekämpfen und die Gesundheit zu fördern. Lebensmittel wie dunkelgrünes Blattgemüse, fetter Fisch, Beeren, Nüsse und Samen sollten regelmäßig auf dem Speiseplan stehen. Gleichzeitig gilt es, entzündungsfördernde Lebensmittel wie Zucker, raffinierte Kohlenhydrate und verarbeitete Fette zu meiden.

Doch die Ernährung allein ist nicht der einzige Faktor. Regelmäßige körperliche Betätigung, sei es in Form von Spaziergängen, Yoga, Schwimmen oder einer anderen bevorzugten Aktivität, hilft nicht nur, das Gewicht zu kontrollieren und die Herzgesundheit zu verbessern, sondern wirkt sich auch positiv auf die psychische Gesundheit aus und kann Stress reduzieren.

Ein weiterer wichtiger Aspekt ist das Stressmanagement. In unserer schnelllebigen Welt ist es unerlässlich, Techniken zu finden, die helfen, Stress effektiv zu bewältigen. Meditation, tiefe Atemübungen, Achtsamkeitspraxis oder einfach Zeit in der Natur zu verbringen, können dazu beitragen, den Geist zu beruhigen und das emotionale Gleichgewicht zu fördern.

Schließlich ist ausreichender, erholsamer Schlaf entscheidend für die Gesundheit. Während des Schlafs regeneriert sich der Körper, das Immunsystem wird gestärkt und Entzündungsprozesse können reduziert werden. Eine gute Schlafhygiene, darunter regelmäßige Schlafenszeiten und eine ruhige, entspannende Schlafumgebung, ist daher von großer Bedeutung.

Ein anti-entzündlicher Lebensstil ist somit ein umfassendes Konzept, das eine bewusste Entscheidung für Gesundheit und Wohlbefinden darstellt. Es erfordert Engagement und die Bereitschaft, Gewohnheiten zu überdenken und gegebenenfalls zu ändern. Doch die Belohnung – ein gesünderes, energiereicheres und erfüllteres Leben – ist diese Anstrengung zweifellos wert. Es geht nicht darum, Perfektion zu erreichen, sondern darum, bewusste Entscheidungen zu treffen, die den Körper nähren, die Seele beruhigen und das Leben bereichern. Durch die Annahme dieses ganzheitlichen Ansatzes können wir nicht nur unsere eigene Gesundheit verbessern, sondern auch einen positiven Beitrag zu unserem Umfeld und der Gesellschaft als Ganzes leisten.

4-wöchiger Ernährungsplan

Tag	Frühstück	Mittagessen	Snack	Abendessen	Dessert
1	Avocado-Toast mit pochiertem Ei	Linsensuppe mit Kurkuma und Ingwer	Geröstete Edamame mit Meersalz	Gegrillter Lachs mit Dill und Zitrone	Veganes Schokoladenmousse mit Avocado
2	Quinoa-Frühstücksbowl mit Beeren	Quinoa-Salat mit geröstetem Gemüse	Karottensticks mit Hummus	Auberginen-Röllchen mit Ricotta und Spinat	Beeren-Tiramisu mit Mascarpone
3	Lachs-Avocado-Rührei	Vegane Buddha-Bowl mit Avocado-Dressing	Apfelscheiben mit Mandelbutter	Zoodles (Zucchini-Nudeln) mit Avocado-Creme	Apfel-Zimt-Crumble mit Haferflocken
4	Haferflocken mit Chia-Samen und Äpfeln	Süßkartoffel-Spinat-Curry	Gurkenröllchen mit Frischkäse und Lachs	Gebackener Tofu mit Sesam und Brokkoli	Mango-Kokos-Panna-cotta
5	Veganer Smoothie mit Spinat und Mango	Zucchini-Nudeln mit Pesto und Kirschtomaten	Gemüsechips aus Roter Bete und Süßkartoffel	Gemüse-Paella mit Safran	Gebackene Birnen mit Honig und Walnüssen
6	Buchweizen-Pfannkuchen mit Blaubeeren	Geröstete Kichererbsen mit Brokkoli und Quinoa	Quinoa-Energiebällchen	Ofen-Kürbis mit Quinoa-Füllung	Zitronen-Basilikum-Sorbet
7	Kurkuma-Latte mit Mandelmilch	Avocado-Quinoa-Salat mit Limetten-Dressing	Avocado-Schokoladen-Mousse	Pilzrisotto mit gerösteten Haselnüssen	Kirsch-Quark-Auflauf
8	Süßkartoffel-Toast mit Avocado	Falafel-Salat mit Tahini-Dressing	Mandel-Dattel-Energiebites	Spinat-Feta-Pfannkuchen mit Tomatensauce	Schokoladen-Bananenbrot ohne Zucker
9	Hirse-Porridge mit Zimt und Birnen	Vollkorn-Pasta mit Avocado-Spinat-Sauce	Kokoswasser-Smoothie mit Beeren	Ratatouille mit frischen Kräutern	Vegane Erdnussbutter-Cookies
10	Proteinreicher Kichererbsen-Pfannkuchen	Gemüse-Lasagne mit Cashew-Creme	Grüne Oliven mit Feta und Kräutern	Gebratener Seeteufel mit mediterranem Gemüse	Blaubeer-Lavendel-Eiscreme

11	Grüner Detox-Smoothie	Grünkohl-Salat mit gerösteten Mandeln	Wassermelonen-Feta-Salat mit Minze	Vegane Kürbissuppe mit Kokosmilch	Mandelkuchen mit Orangenblüten wasser
12	Mandel-Joghurt mit Granatapfel kernen	Mediterraner Linsensalat mit Olivenöl	Rohkost-Teller mit Tahini-Dip	Lachsfilet auf Linsenbett mit Spinat	Kokosnuss-Reispudding mit Mango
13	Vollkornbrot mit Avocado und Tomate	Veggie-Burger mit Süßkartoffel-Pommes	Vollkorn-Cracker mit Avocado	Geröstete Paprika gefüllt mit Bulgur und Gemüse	Himbeer-Cheesecake im Glas
14	Cashew-Müsli mit frischen Beeren	Kürbisrisotto mit gerösteten Pinienkernen	Bananen-Erdnussbutter-Rollen	Kabeljau in Pergament mit Zitronen-Butter-Sauce	Aprikosen-Tarte mit Mandelcreme
15	Kokosnuss-Quinoa mit Mango	Gemüse-Stir-Fry mit Tofu	Geröstete Kürbiskerne mit Tamari	Spargelrisotto mit Ziegenkäse	Granatapfel-Joghurt-Dessert mit Pistazien
16	Bananenbrot mit Nüssen und Haferflocken	Kichererbsen-Curry mit Kokosmilch	Vegane Cashew-Creme mit Kräutern	Gebackene Süßkartoffeln mit Guacamole	Vegane Schokoladentrüffel
17	Gemüse-Omelett mit Spinat und Feta	Spinat-Quiche mit Vollkornboden	Quinoa-Energiebällchen	Hähnchenbrust mit Brokkoli und Mandeln	Erdbeer-Rhabarber-Crumble
18	Beeren-Kompott mit Vanille-Quark	Rote-Bete-Carpaccio mit Walnuss-Dressing	Avocado-Schokoladen-Mousse	Zucchiniboote gefüllt mit Quinoa und Feta	Gewürzter Kürbiskuchen mit Ahornsirup
19	Kurkuma-Latte mit Mandelmilch	Wildreis-Salat mit Cranberries und Pekannüssen	Apfelscheiben mit Mandelbutter	Thunfischsteak mit Mangosalsa	Schokoladen-Avocado-Kuchen
20	Hirse-Porridge mit Zimt und Birnen	Vollkorn-Pasta mit Avocado-Spinat-Sauce	Karottensticks mit Hummus	Ofen-Kürbis mit Quinoa-Füllung	Panna Cotta mit Mango
21	Lachs-Avocado-Rührei	Vegane Buddha-Bowl mit Avocado-Dressing	Gurkenröllchen mit Frischkäse und Lachs	Pilzrisotto mit gerösteten Haselnüssen	Zitronen-Basilikum-Sorbet

22	Veganer Smoothie mit Spinat und Mango	Linsensuppe mit Kurkuma und Ingwer	Nussriegel mit Trockenfrüchten	Auberginen-Röllchen mit Ricotta und Spinat	Mango-Kokos-Panna-cotta
23	Haferflocken mit Chia-Samen und Äpfeln	Quinoa-Salat mit geröstetem Gemüse	Gemüsechips aus Roter Bete und Süßkartoffel	Zoodles (Zucchini-Nudeln) mit Avocado-Creme	Apfel-Zimt-Crumble mit Haferflocken
24	Quinoa-Frühstücksbowl mit Beeren	Süßkartoffel-Spinat-Curry	Grüne Oliven mit Feta und Kräutern	Gebackener Tofu mit Sesam und Brokkoli	Beeren-Tiramisu mit Mascarpone
25	Avocado-Toast mit pochiertem Ei	Zucchini-Nudeln mit Pesto und Kirschtomaten	Gurkenröllchen mit Frischkäse und Lachs	Gemüse-Paella mit Safran	Veganes Schokoladenmousse mit Avocado
26	Süßkartoffel-Toast mit Avocado	Falafel-Salat mit Tahini-Dressing	Karottensticks mit Hummus	Gegrillter Lachs mit Dill und Zitrone	Gebackene Birnen mit Honig und Walnüssen
27	Buchweizen-Pfannkuchen mit Blaubeeren	Vegane Buddha-Bowl mit Avocado-Dressing	Mandel-Dattel-Energiebites	Spinat-Feta-Pfannkuchen mit Tomatensauce	Kirsch-Quark-Auflauf
28	Hirse-Porridge mit Zimt und Birnen	Gemüse-Lasagne mit Cashew-Creme	Kokoswasser-Smoothie mit Beeren	Pilzrisotto mit gerösteten Haselnüssen	Schokoladen-Bananenbrot ohne Zucker

Umrechnungstabelle für Messungen

Maßeinheit	Entsprechung
Gewicht	
1 Gramm (g)	0,001 Kilogramm (kg)
1000 Gramm (g)	1 Kilogramm (kg)
Volumen	
1 Milliliter (ml)	0,001 Liter (l)
100 Milliliter (ml)	0,1 Liter (l)
1 Liter (l)	1000 Milliliter (ml)
Löffelmaße	
1 Teelöffel (TL)	ca. 5 Milliliter (ml)
1 Esslöffel (EL)	ca. 15 Milliliter (ml)
Temperaturen	
100°C	Wasser kocht
180°C	Mittlere Backtemperatur
250°C	Hohe Backtemperatur
Sonstige	
1 Tasse	ca. 240 Milliliter (ml) / ca. 250 Gramm (g) für Wasser
1 Unze (oz)	ca. 28,35 Gramm (g)
1 Pfund (lb)	ca. 453,59 Gramm (g) / 0,453 Kilogramm (kg)

BONUS